SIMONE FISCHER

STILLE
ENTZÜNDUNGEN

Die besten **Strategien**
und **Rezepte** gegen die
heimlichen Krankmacher

SIMONE FISCHER

STILLE
ENTZÜNDUNGEN

Die besten **Strategien**
und **Rezepte** gegen die
heimlichen Krankmacher

Orbisana
Meine Gesundheitswelt

Inhalt

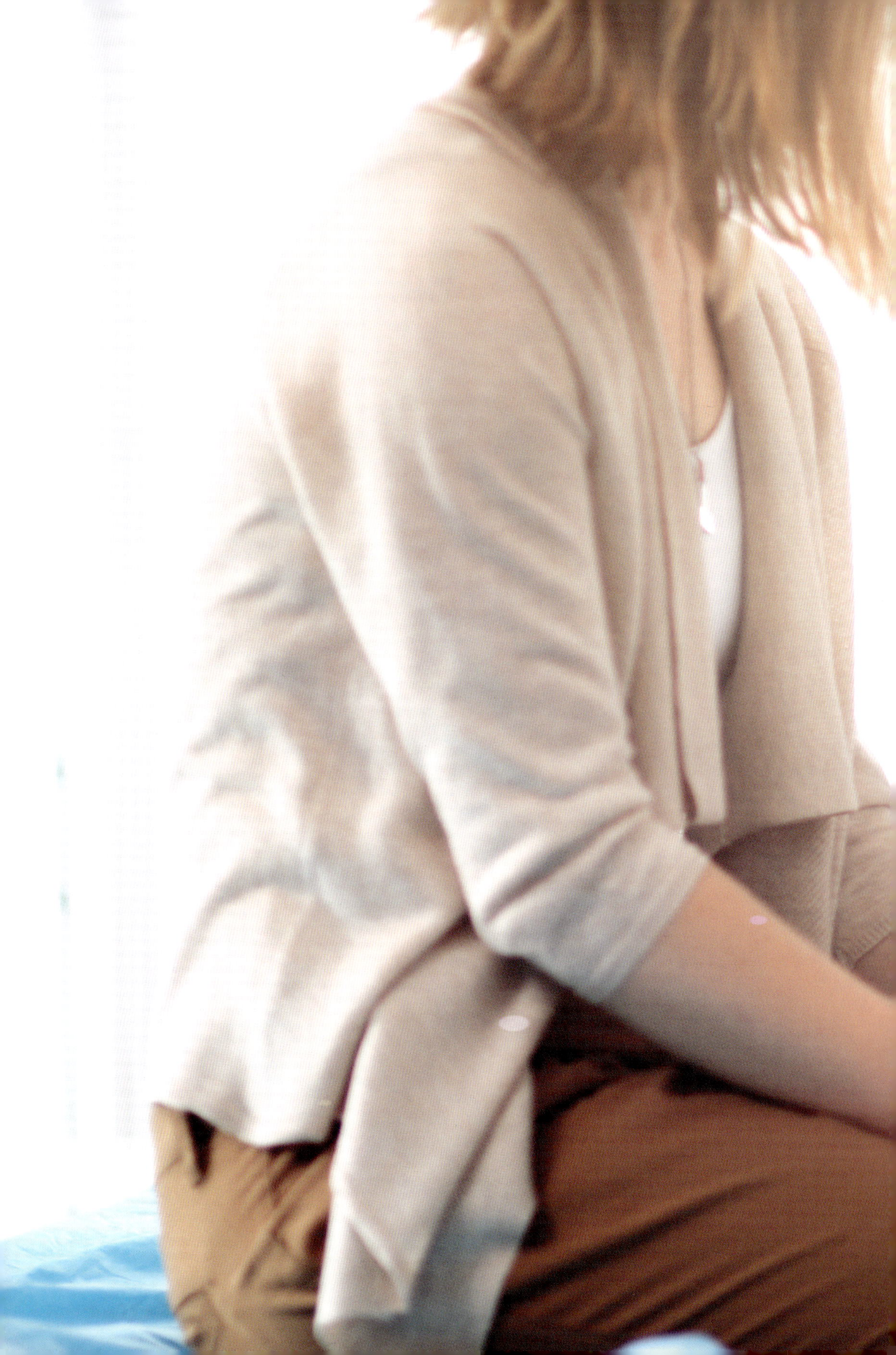

Entzündungen im Körper

Entzündungen im menschlichen Körper haben viele Gesichter und können im positiven Sinne als Frühwarnsystem dienen, wenn der Organimsus angegriffen wird. Doch die sogenannten stillen Entzündungen können ernsthafte Folgen nach sich ziehen; sie sind ein Schlüsselfaktor für die Entstehung vieler chronischer Erkrankungen wie Allergien, Asthma, Alzheimer, Herz-Kreislauf-Erkrankungen, Typ-2-Diabetes, Krebs, Autoimmunerkrankungen wie rheumatoide Arthritis, entzündliche Darmerkrankungen und viele andere. Höchste Zeit also, die stillen Entzündungen einmal genauer unter die Lupe zu nehmen.

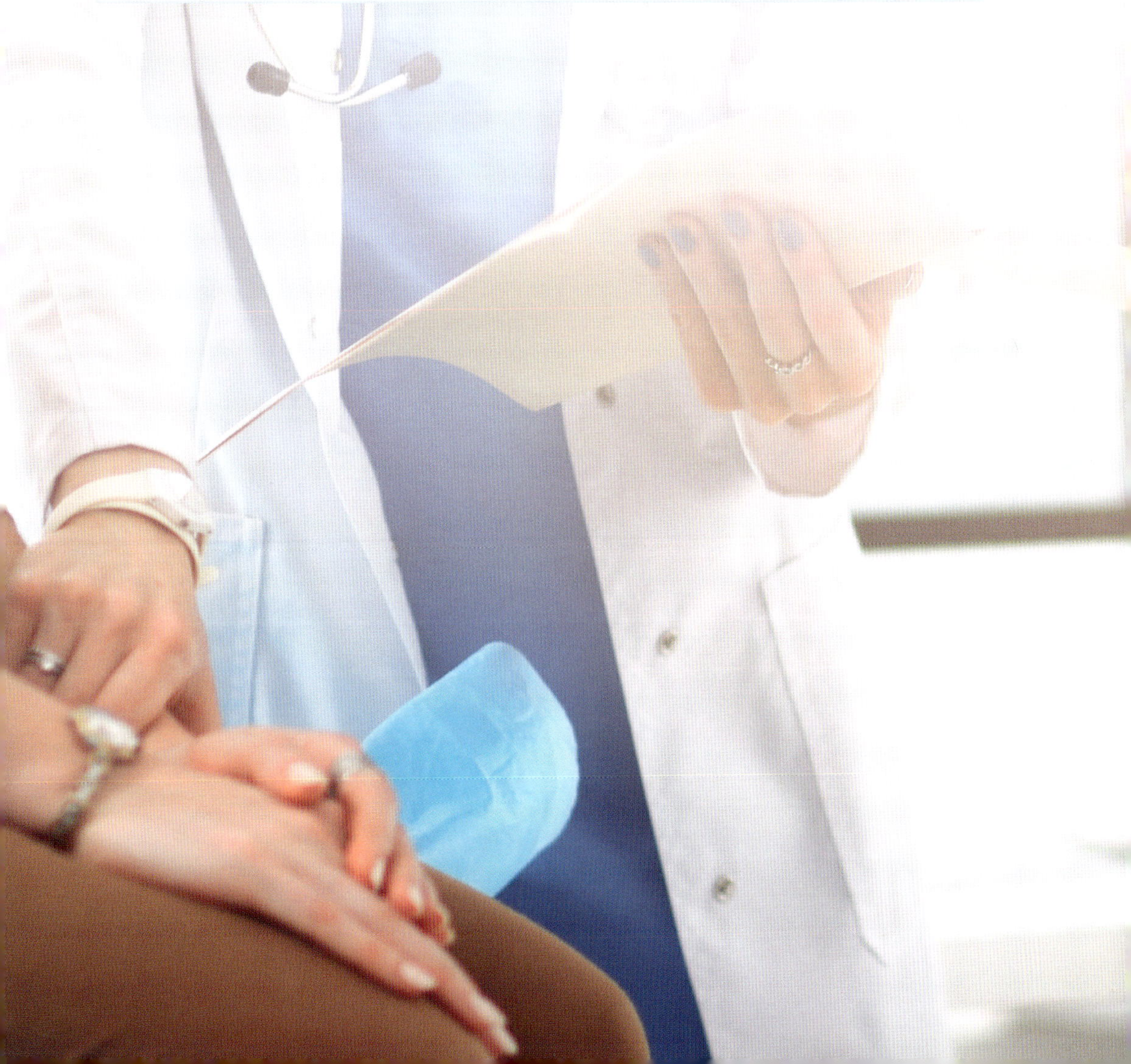

Was genau sind Entzündungen?

Entzündungen sind uns allen gut bekannt, weil jeder von uns hier und da bereits einmal eine Entzündung hatte. Dabei sind Entzündungen, auch wenn sie uns unangenehm erscheinen, eigentlich positive Reaktionen des Körpers, ja sogar eine lebensrettende Komponente des Immunsystems. Warum ist das so? Wenn Krankheitserreger wie Viren, Bakterien, Pilze oder andere Fremdstoffe, wie beispielsweise Splitter, in den Körper eindringen, mobilisiert unser Immunsystem einen Abwehrmechanismus, um diese schädlichen Reize zu eliminieren oder unschädlich zu machen.

Dabei werden Botenstoffe, sogenannte Zytokine, ausgeschüttet, die dafür sorgen, dass die Blutgefäße sich weiten und durchlässiger für Abwehrzellen werden. Infolgedessen wird das betroffene Gewebe stärker durchblutet und die entzündete Stelle wird rot und warm. Mit dem Blut gelangen nun vermehrt weiße Blutkörperchen (Leukozyten) an den Entzündungsort und unterstützen die Heilung: Fremdkörper werden vernichtet und zerstörte Zellen werden abtransportiert. Außerdem transportiert das Blut weitere Abwehrzellen an die betroffene Stelle, die ebenfalls an der Heilung beteiligt sind. Weil mit den Abwehrzellen auch mehr Flüssigkeit in das Gewebe gelangt, kommt es zu einer Schwellung des betroffenen Bereichs. Die ausgeschütteten Botenstoffe bewirken des Weiteren, dass die Nerven gereizt und Schmerzsignale an das Gehirn gesendet werden. Dadurch schmerzt die betroffene Stelle oder wird zumindest schmerzempfindlicher – dies ist eine Schutzfunktion, weil man die entzündete Stelle schont, wenn diese schmerzt.

Mithilfe dieser komplexen Entzündungsreaktion kann das Immunsystem also die Gefahr eingrenzen, abwehren und schlussendlich den Schaden reparieren. Sobald der Auslöser beseitigt und der Heilungsprozess abgeschlossen ist, verschwindet die Entzündung in der Regel wieder und der Körper nimmt seine normale Funktion wieder auf. Wenn der Entzündungsprozess allerdings zu lange andauert oder wenn die Entzündungsreaktion an Orten stattfindet, wo sie nicht benötigt wird, kann sie problematisch werden und mehr Schaden als Nutzen anrichten. Vor allem, wenn die chronische Entzündung eine sogenannte stille Entzündung ist, die oftmals nicht erkannt wird, treten häufig langfristige Schäden auf.

Zytokine

Zytokine sind vom menschlichen Körper produzierte Proteine, die bei einer Reaktion des Immunsystems gebildet werden. Sie dienen als Botenstoffe, über die die Immunzellen miteinander kommunizieren. Sie spielen eine Rolle bei der Steuerung der körpereigenen Abwehr, indem sie Immunantworten – und somit auch entzündliche Reaktionen – anregen oder hemmen. Man unterscheidet nämlich zwischen entzündungshemmenden und entzündungsfördernden Zytokinen.

Entzündungshemmende Zytokine sorgen dafür, dass nach erfolgreicher Bekämpfung des Krankheitserregers eine Entzündung herunterreguliert und schließlich beendet wird. Entzündungsfördernde Zytokine hingegen verursachen oder verstärken eine Entzündung, indem sie beim Auftreten eines Erregers Immunzellen zum Infektionsort ziehen und den Entzündungsprozess anregen. Damit tragen sie zu entzündlichen Erkrankungen bei und können auch eine stille Entzündung verursachen.

Der Unterschied zwischen akuten, chronischen und stillen Entzündungen

Man unterscheidet drei Arten von Entzündungen – akut, chronisch und still. Der Unterschied zwischen akuten und chronischen sowie stillen Entzündungen besteht darin, dass eine akute Entzündung eine problemlösende Methode zur Abwehr unerwünschter Verbindungen im Körper ist, während chronische und stille Entzündungen ein problemverursachendes, länger andauerndes Problem darstellen.

Akute Entzündungen

Kurze, vorübergehende Entzündungsepisoden werden als akute Entzündungen bezeichnet. Eine akute Entzündung tritt auf, wenn der Körper feststellt, dass er sich selbst heilen muss. Dies kann beispielsweise nach einer Schnitt- oder Schürfwunde, einem Insektenstich oder einer Verstauchung oder im Fall von inneren Entzündungen nach einer Ansteckung mit einem Virus, durch Bakterien oder Keime auftreten. Akute Entzündungen sind in der Regel spürbare, schmerzhafte Entzündungen wie Erkältungen und Infekte oder verletzungsbedingte Entzündungen, die schnell auftreten, teilweise innerhalb von Minuten, im Allgemeinen aber nur von kurzer Dauer sind. Der Körper reagiert dann direkt an der Stelle, an der das Problem besteht. Wenn Sie also bei einer Erkältung Fieber haben, Ihr Knöchel nach einer Verrenkung anschwillt oder eine Wunde schmerzt und sich rötet, sind dies Anzeichen dafür, dass sich der Körper erholt. Hat der Körper dann seine entzündungshemmende Aufgabe erfüllt, verschwinden die Zeichen der Entzündung wieder, und das Problem ist gelöst.

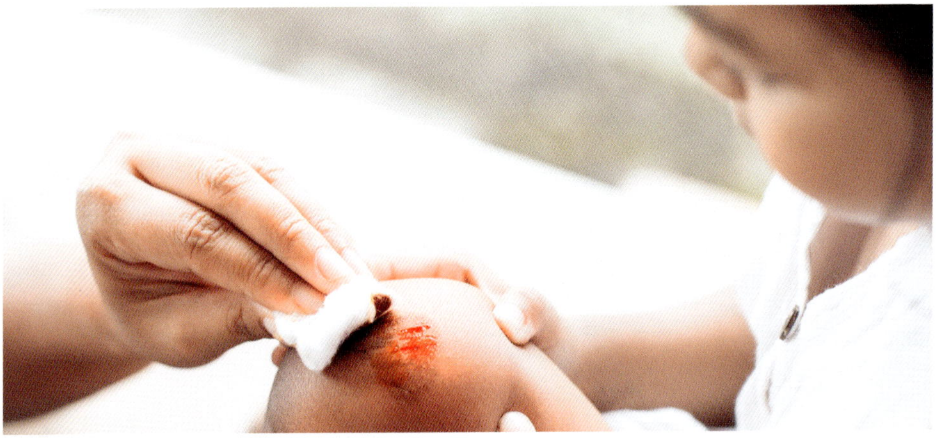

Zu den Anzeichen einer akuten Entzündung gehören:
- Rötung
- Schwellung
- Hitze
- Schmerzen
- Unbeweglichkeit

Diese fünf Entzündungszeichen gelten für äußerliche Entzündungen, also solche auf der Haut, und es treten nicht immer alle diese Symptome auf.

Eine Entzündung, vor allem im Körperinneren, kann auch mit grippeähnlichen Symptomen einhergehen:
- Fieber
- Schüttelfrost
- Müdigkeit
- Kopfschmerzen
- Appetitlosigkeit
- Muskelversteifung

Akute Entzündungen treten in der Regel für eine kurze Dauer auf. Häufig sind sie innerhalb von zwei Wochen oder noch schneller wieder verschwunden, da sie abklingen, wenn der Körper seine Heilungsaktion durchgeführt hat.

Chronische Entzündungen

Ein langfristiger Entzündungszustand wird als chronische Entzündung bezeichnet, wobei langfristig bedeutet, dass der Zustand Monate oder Jahre andauern kann. Eine chronische Entzündung tritt auf, wenn der Körper nicht mehr dazu in der Lage ist, seine Entzündungsreaktion zu regulieren. Dies bedeutet, dass die Entzündung bestehen bleibt und die Angreifer, wie Viren oder Bakterien, im Körper verbleiben. Das Immunsystem versucht nun permanent, die Entzündung zu beheben, was dazu führen kann, dass es überaktiv wird und die Fähigkeit verlieren kann, zwischen sich selbst und fremden Eindringlingen zu unterscheiden. Dann beginnt es häufig, körpereigenes Gewebe und Organe anzugreifen und zu schädigen.

Eine chronische Entzündung kann durch verschiedene Faktoren verursacht werden:

- durch das Scheitern der Heilung dessen, was eine akute Entzündung verursacht hat, indem der Erreger, der die Entzündung hervorgerufen hat, nicht eliminiert wird (zum Beispiel Infektionen oder Pilze, die über einen längeren Zeitraum im Gewebe verbleiben);

- durch wiederkehrende Episoden von akuten Entzündungen;

- durch eine Autoimmunerkrankung, bei der das Immunsystem sein eigenes, gesundes Gewebe angreift, weil es fälschlicherweise für einen Krankheitserreger gehalten wird;

- durch eine Exposition gegenüber Reizstoffen oder Fremdmaterialien über lange Zeiträume, die nicht vom Körper abgebaut oder eliminiert werden, wie zum Beispiel Industriechemikalien.

Zu den Symptomen einer chronischen Entzündung können gehören:

- Müdigkeit
- Schmerzen in der Brust
- Verdauungsprobleme und Bauchschmerzen
- Fieber
- Hautausschläge
- Muskelschmerzen und Gelenkschmerzen
- Zahnfleischerkrankungen und Mundsoor

Chronische Entzündungen sind gefährlich, weil die überaktive Entzündungsreaktion des Körpers irgendwann beginnt, gesunde Zellen, Gewebe und Organe zu schädigen, was je nach betroffenem Körperteil zu verschiedenen Krankheiten führen kann. Aus diesem Grund gelten chronische Entzündungen als Risikofaktor für viele häufige chronische Krankheiten.

Stille Entzündungen

Die ganz stillen, kaum spürbaren Entzündungen nennt man stille Entzündungen, manchmal auch heimliche Entzündungen. Oftmals wird auch der englische Begriff »silent inflammation« verwendet.

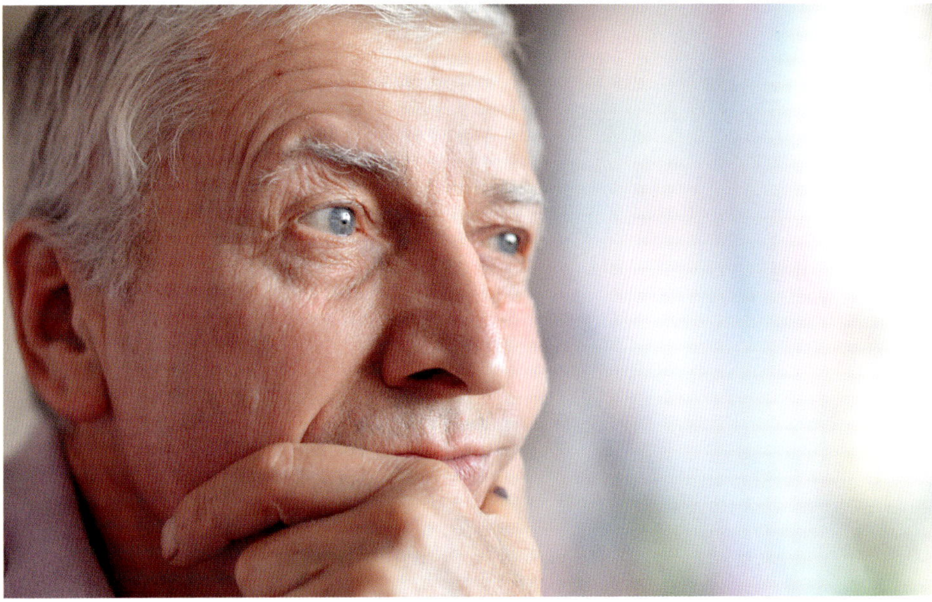

Hierbei handelt es sich um chronische Entzündungen im Hintergrund, bei der die klassischen Entzündungssymptome meist nicht auftreten – also keine Rötung, keine Schwellung, kein Schmerz, kein Fieber und auch meist keins der anderen klassischen Symptome. Aus diesem Grund bleiben stille Entzündungen fast immer unbemerkt – manchmal sogar jahrelang.

Doch wie kann man sie erkennen? Stille Entzündungen laufen im Körper zwar ohne die klassischen Symptome, wie man sie von akuten oder chronischen Entzündungen kennt, ab, jedoch können diverse Beschwerden auftreten, die auf eine Entzündung hindeuten können. Vor allem Erschöpfungs-Symptome, bei denen man sich schlapp und antriebslos oder allgemein krank fühlt, können möglicherweise ein Indiz für eine stille Entzündung sein. Zu den möglicherweise auftretenden Symptomen zählen:

- allgemeines Krankheitsgefühl
- Abgeschlagenheit, Müdigkeit, Schlappheit
- Lust- und Antriebslosigkeit bis hin zu depressiver Stimmung
- Konzentrationsprobleme
- Schlafstörungen
- Kopf-, Muskel- und Gliederschmerzen
- erhöhte Anfälligkeit für Infekte
- Nahrungsmittelunverträglichkeiten
- Verdauungsprobleme
- Schwindel
- Sehstörungen

Diese Symptome treten allerdings nicht unbedingt geballt auf. Sollten bei Ihnen jedoch diese Beschwerden gehäuft oder über einen längeren Zeitraum auftreten, dann sollten Sie durchaus eine stille Entzündung als Ursache in Betracht ziehen und sich daraufhin von einem Arzt untersuchen lassen.

Da stille Entzündungen chronisch sind, schwächen sie wie »normale« chronische Entzündungen auf Dauer das Immunsystem und schädigen die Organe. Sie manifestieren sich unbemerkt im Körper, wo sie wie ein Schwelbrand wüten, bei dem allerdings keine Flammen – also keine Symptome – zu sehen sind. Weil sie nicht bemerkt werden, können sie sich unterschwellig ausbreiten und großen Schaden anrichten. Denn auch wenn der Mensch sie nicht entdeckt, so arbeitet das Immunsystem dennoch im Stillen gegen sie und ist permanent im Einsatz, um gegen die Entzündungen anzukämpfen. Dadurch fehlt ihm allerdings die Energie, um andere Krankheiten und Erreger abzuwehren, was dazu führt, dass das Immunsystem nicht mehr effektiv auf sie reagiert und keine notwendigen Abwehrreaktionen mehr einleitet. Es ist sogar so überfordert, dass freie Radikale die Körperzellen schädigen können. Die stillen Entzündungen gelten aus diesem Grund als Mitverursacher von schwerwiegenden Krankheiten.

Stille Entzündungen erkennen

Ob im Körper eine stille Entzündung vorliegt, kann man über die Blutwerte anhand des sogenannten CRP-Wertes herausfinden. Liegt dieser Wert über 5 mg/l, besagt dies, dass eine Entzündung im Körper vorliegt. Ein Wert zwischen 3 mg/l und 5 mg/l kann auf eine stille Entzündung hinweisen. Um dies genauer abzuklären, kann eine Messung des hochsensitiven C-reaktiven Proteins (hsCrP) durchgeführt werden, da hsCrP zehnmal sensitiver als der der normale CRP-Wert ist und dadurch auch verborgene Entzündungen aufdeckt. Bei einem hsCrP-Wert über 0,56 mg/l liegt eine stille Entzündung vor.

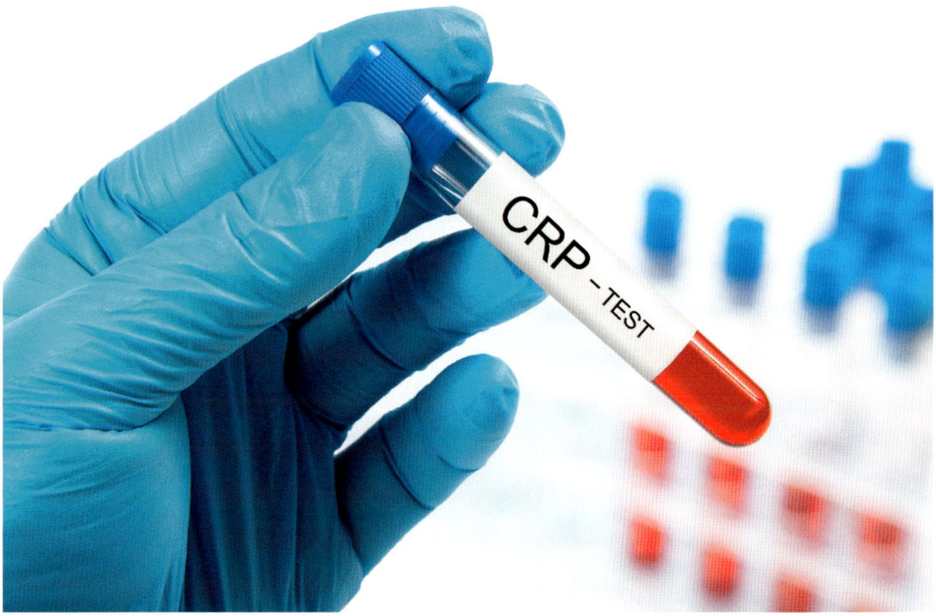

Woher kommen stille Entzündungen?

Woher akute und chronische Entzündungen kommen, ist weitgehend bekannt: Akute Entzündungen entstehen sehr häufig durch äußere Faktoren wie Verletzungen der Haut oder Gelenke, Bisse oder Stiche oder durch Ansteckung mit einem Virus, durch Bakterien oder Keime. Und auch die Faktoren für chronische Entzündungen, wie nicht verheilte akute Entzündungen, Autoimmunerkrankungen sowie Reizstoffe oder Fremdmaterialien, sind bekannt.

Doch welche Faktoren sind für stille Entzündungen verantwortlich? Die Ursachen für diese Form der Entzündungen können vielfältig sein. Sie liegen vor allem in unserem Lebensstil begründet. Bewegungsmangel ist hier ein wichtiger Faktor, ebenso wie schlechte Ernährung und Alkohol. Übergewicht und viszerales Fett können eine zentrale Entzündungsursache sein, genauso wie das Rauchen. Auch Stress und zu wenig Schlaf, Infektionen sowie Gift- und Schadstoffe und Allergene aus der Umwelt können Auslöser für stille Entzündungen sein. Zudem kann eine geschädigte Darmflora sowie eine beschädigte Darmschleimhaut, die oft als Leaky Gut Syndrom bezeichnet wird, ein Trigger sein.

Übergewicht und viszerales Fett

Übergewicht ist ein großer Risikofaktor für stille Entzündungen, weil vor allem Bauchfett einige gefährliche Eigenschaften mit sich bringt. Wenn sich am Bauch Fett ansammelt, entsteht das sogenannte viszerale Fett, das in großen Mengen entzündungsfördernde Botenstoffe produziert.

Das viszerale Fett ist für unsere Gesundheit sehr bedrohlich, weil Fettzellen – insbesondere viszerale Fettzellen – biologisch aktiv sind. Alle Fettzellen fungieren als endokrine Organe, was bedeutet, dass sie Hormone und andere Chemikalien produzieren, die andere Bereiche des Körpers beeinflussen. Viszerale Fettzellen sind jedoch größer, stoffwechselaktiver und produzieren mehr schädliche Substanzen, die potenziell negative Auswirkungen auf unsere Gesundheit haben können. Insgesamt bildet Viszeralfett mehr als 200 Botenstoffe und Moleküle, unter anderem

Zytokine – jene Proteine, die Entzündungen auslösen können (s. S. 9). Diese Entzündungsbotenstoffe verteilen sich über das Blut im ganzen Körper und können zu chronischen Entzündungen führen.

Wann ist der Bauch zu dick? Dies können Sie einfach mit einem Maßband feststellen. Messen Sie dazu, ohne den Bauch einzuziehen, mittig zwischen dem unteren Rippenbogen und dem Hüftknochen. Frauen mit einem Bauchumfang über 88 cm und Männer mit einem Bauchumfang über 102 cm haben zu viel Bauchfett.

Ungesunde Ernährung

Zwischen unserer westlichen Ernährung und Entzündungen besteht ein enger Zusammenhang. Fast Food, Convenience-Produkte, viele Weißmehl-Lebensmittel, häufiger Fleischkonsum und zu viel Zucker – so sieht die Ernährung vieler Menschen in der heutigen Zeit aus, und genau diese Ernährungsweise fördert Entzündungen. Häufig sind wir uns dieser Problematik gar nicht bewusst, weswegen wir unwissentlich das Problem in unserem Körper durch unsere Ernährung weiter anfachen.

Geschädigte Darmflora und Leaky Gut

Der Darm ist unser wichtigstes Organ, wenn es darum geht, krankmachende Erreger auf Abstand zu halten, da er 70 % unserer Immunzellen beherbergt. Die Darmflora kann allerdings durch verschiedene Faktoren geschädigt werden. So kann eine ungesunde, einseitige Ernährung zu Störungen in der Darmflora führen und die gesunden Darmbakterien abtöten. Zusatzstoffe (insbesondere Konservierungsstoffe und Emulgatoren) können ebenfalls die Darmflora aus dem Gleichgewicht bringen. Daher sollten Sie einige Nahrungsmittel meiden oder nur im geringen Maße verzehren – etwas weiter hinten im Buch (ab S. 29) finden Sie dazu eine Aufstellung und weitere Informationen. Auch zu viel Stress, Krankheitserreger oder die Einnahme von Medikamenten können sich schädlich auf den Darm auswirken und die Darmflora aus dem Gleichgewicht bringen.

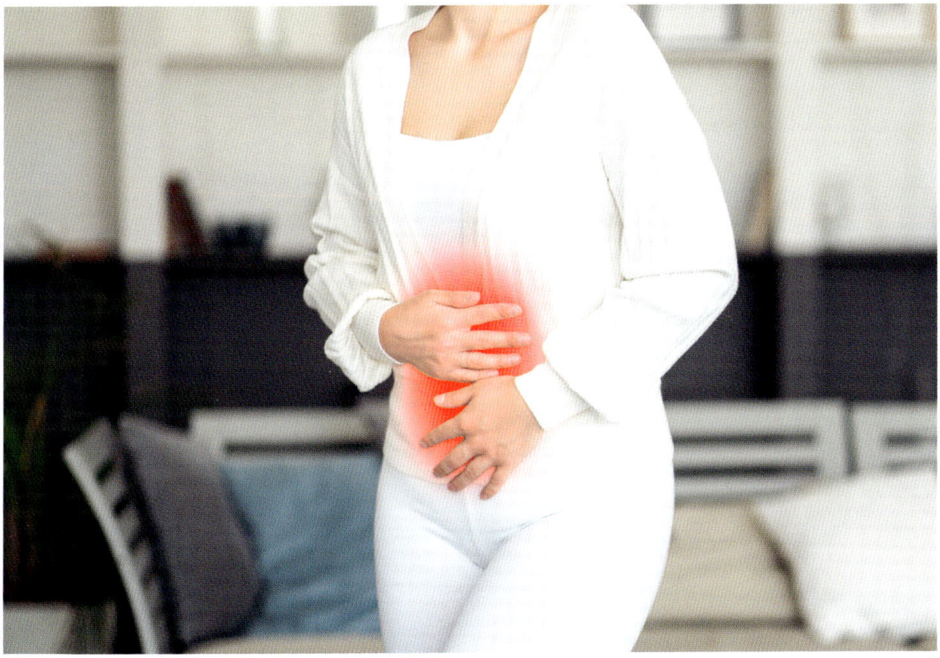

Ist die Darmflora aus der Balance geraten, können sich Viren und Bakterien leichter im Darm ansiedeln, wodurch ein löchriger oder undichter Darm entstehen kann – das sogenannte Leaky Gut Syndrom. Durch den undichten Darm gelangen Schadstoffe in das Blut, die dafür eigentlich nicht bestimmt sind. Der Körper reagiert dann auf diese Eindringlinge, indem er entzündungsfördernde Zytokine freisetzt und entsprechende Entzündungsreaktionen auslöst. Dadurch kann letztendlich eine stille Entzündung entstehen.

Infektionen

Wenn eine bakterielle oder virale Infektion vorliegt, bekämpft unser Körper diese, indem er proinflammatorische Zytokine produziert, wodurch beispielsweise Fieber entsteht. Dies setzt einen Prozess in Gang, um die Immunantwort zu verbessern und die Eindringlinge abzuwehren. Nach einer überstandenen Infektion baut der Körper normalerweise die entzündungsfördernden Zytokine wieder ab und beendet somit die Entzündung. Geschieht dies jedoch nicht, breiten sich die Zytokine weiter aus und können infolgedessen eine stille Entzündung verursachen.

Mangelnde Bewegung

Dass Sport und Bewegung im Allgemeinen gut für das Wohlbefinden sind, ist uns allen bewusst. Doch in Bezug auf Ernährung hat dies noch einen ganz anderen Grund: Wenn Sie sich regelmäßig bewegen, bauen Sie mehr Muskelmasse auf. Je mehr Muskeln ein Mensch hat, desto höher ist seine Fettverbrennung – daher wird auch das viszerale Fett, also das gefährliche Bauchfett, so besser abgebaut. Außerdem bewirkt eine geringe Muskelaktivität, dass das Blut stärker durch Zucker und Fett belastet wird und sich Fett – auch das viszerale – schneller vor allem an Leber, Milz und Darm absetzt, was wiederum das Entstehen von Entzündungen begünstigt.

Daher sollte mehrfach wöchentlich ein wenig Sport auf Ihrem Tagesplan stehen, wobei eine Kombination aus Ausdauer- und Krafttraining ideal ist.

Stress und Schlafmangel

Sowohl körperlicher als auch emotionaler Stress führen zur Produktion des Hormons Cortisol. Geschieht dies vermehrt, steigt der Cortisolspiegel und lässt das Insulin in den Zellen schlechter wirken. Dadurch ist mehr Zucker im Blut, was zu verstärktem Appetit und somit zur Gewichtszunahme führt – und somit auch wieder zu viszeralem Fett, das Entzündungsstoffe produziert.

Stress und andere Faktoren können Schlafstörungen verursachen. Ein Schlafmangel stört das Gleichgewicht zwischen Hunger- und Sättigungshormonen, wodurch man ein vermehrtes Hungergefühl entwickelt, was bis zu Heißhungerattacken führen kann. Und schon dreht sich der Teufelskreis des viszeralen Fetts wieder.

Rauchen und Alkoholkonsum

Die Lunge wird bei Rauchern durch das Nikotin geschädigt, was dazu führen kann, dass ein sogenannter »Spillover-Effekt« entsteht, sodass sich eine Entzündung von der Lunge auf den Rest des Körpers ausdehnen kann. Zudem kann Nikotin für

Fettablagerungen im Bauchraum sorgen, was wieder das gefürchtete viszerale Fett auf den Plan ruft.

Alkohol in kleinen Mengen ist empfehlenswert – auch im Hinblick auf Entzündungen. Einige darin enthaltene Stoffe wirken nämlich entzündungshemmend und gefäßschützend, dies gilt vor allem für Rotwein. Doch auch hier heißt es: Die Menge macht das Gift. Frauen sollten nicht mehr als 15 g Alkohol täglich zu sich nehmen, was ungefähr 0,2 l Wein entspricht, Männer nicht mehr als 0,3 l Wein. Überschreitet man diesen Wert, wird Alkohol schnell zu einem toxischen Stoff, der Entzündungen fördert. Denn ein übermäßiger Alkoholkonsum lässt den CRP-Wert im Körper ansteigen, was ein sicheres Zeichen dafür ist, dass er in großen Mengen entzündungsfördernd ist.

Gifte und Schadstoffe

Umweltfaktoren wie Umweltgifte, wie Feinstaub und Elektrosmog, und Schwermetallbelastungen sind weitere Entzündungsfaktoren. Leider sind dies häufig Dinge, die wir nicht oder nur in geringem Maße beeinflussen können, denn wir atmen über die Luft diese Gifte ein und nehmen sie über unsere Nahrung und Wasser zu uns.

Im Bereich der Nahrung können wir aber ansetzen, indem wir bei der Ernährung darauf achten, unbehandelte Bioprodukte zu konsumieren.

Des Weiteren sollten wir keine schädlichen Stoffe an unsere Haut lassen – dies gilt vor allem für Kosmetika und Körperreinigungsprodukte. Achten Sie daher darauf, Naturkosmetik zu verwenden, um möglichst viele Schadstoffe zu vermeiden.

Auch Putzmittel enthalten häufig schädliche Inhaltsstoffe, die entzüngsfördernd sein können, weshalb es auch hier sinnvoll ist, auf den Einsatz von biologischen Reinigungsmitteln zu achten.

Die schädlichen Folgen von Entzündungen

Es wird immer deutlicher, dass chronische Entzündungen die Ursache für viele schwere Krankheiten sind, denn die aktuelle Forschung hat diese als mögliche Auslöser für viele Krankheiten ausgemacht. Warum ist das so?

Chronische Entzündungen und vor allem heimliche Entzündungen setzen den Körper unter Stress, weil dieser permanent gegen die Entzündung ankämpfen muss. Dadurch wird das Immunsystem geschwächt und überlastet und beginnt irgendwann, sich gegen sich selbst zu wenden und sein eigenes, gesundes Gewebe zu schädigen, weil es glaubt, dass dieses normale Gewebe infiziert oder anormal ist. Infolgedessen können gesunde Zellen, Gewebe und Organe geschädigt werden, was mit der Zeit zu ungesunden Reaktionen führen kann.

Vor allem verstopfte Blutgefäße und eine Insulinresistenz, bei der Insulin unwirksam wird und zu hohen Blutzuckerwerten führt, sind direkte Folgen solcher Körperreaktionen. Dadurch bedingt entstehen häufig Diabetes sowie Herzkrankheiten, auch mit Schlaganfällen wird dies in Verbindung gebracht.

Entzündungen können eine ganze Reihe von Erkrankungen auslösen, darunter:

- Allergien und Nahrungsmittelunverträglichkeiten
- Beschleunigter Alterungsprozess
- Alzheimer
- Arteriosklerose
- Autoimmunerkrankungen wie Lupus und Multiple Sklerose
- Darmerkrankungen wie Morbus Crohn oder Colitis ulcerosa
- Typ-2-Diabetes
- Depressionen
- Hautkrankheiten wie Psoriasis
- Herzkrankheiten bis hin zum Herzinfarkt
- Krebs
- Lungenkrankheiten wie Asthma und COPD
- Parodontitis
- Rheumatoide Arthritis

Die am häufigsten vorkommenden Krankheiten werden im Folgenden näher erläutert.

Allergien und Nahrungsmittelunverträglichkeiten

Stille Entzündungen erhöhen nachweislich das Risiko, eine Allergie, Intoleranz oder Unverträglichkeit zu entwickeln. Bei Allergien erfolgt eine Überreaktion des Immunsystems auf eigentlich harmlose Substanzen, sogenannte Allergene, wie Pollen, Milben oder Sporen. Das Immunsystem erkennt diese Substanzen als fremde Eindringlinge und leitet eine Immunreaktion gegen sie ein. Bei einer Nahrungsmittelintoleranz bzw. -unverträglichkeit kann der Körper einen Nahrungsbestandteil nicht richtig verdauen und aufnehmen, wodurch körperliche Beschwerden wie Verdauungsprobleme, Schmerzen etc. auftreten. Häufige Unverträglichkeiten treten bei Laktose, Gluten, Fruktose, Histamin und Glutamat auf.

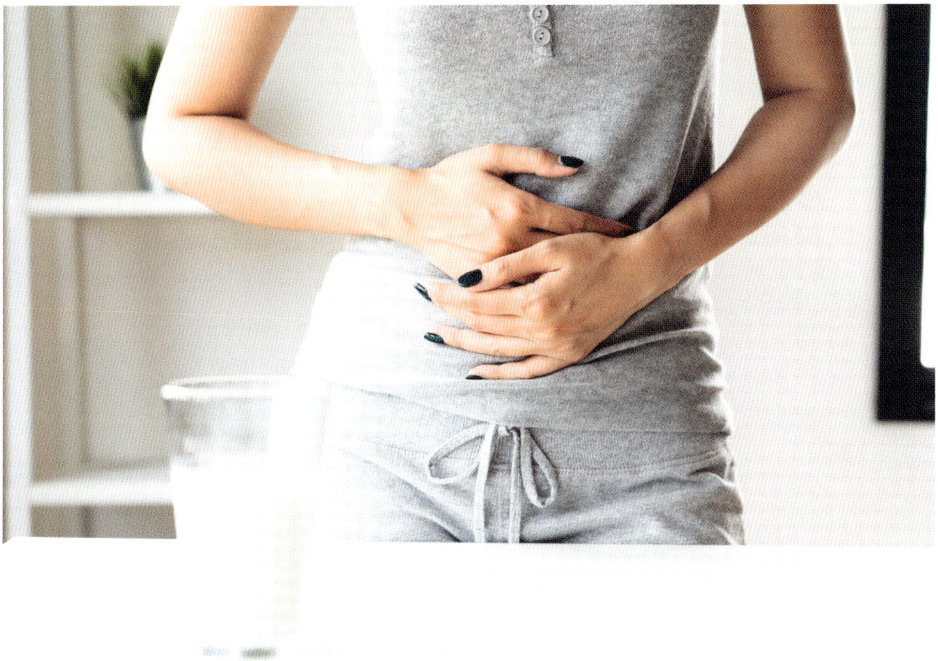

Natürlich liegt nicht jeder Allergie oder Unverträglichkeit eine Entzündung zugrunde, jedoch kann eine solche Erkrankung ein Warnzeichen für eine stille Entzündung oder eine Folgeerscheinung davon sein.

Alzheimer

Es gibt wissenschaftliche Beweise dafür, dass die Entzündungsreaktionen des Körpers eine bedeutende Rolle bei der Entstehung von Alzheimer spielen. Durch eine erhöhte Freisetzung von Entzündungszytokinen im Gehirn werden gesunde Nervenzellen geschädigt, was wiederum dazu führt, dass die Produktion von Entzündungsmediatoren gesteigert und die Neurodegeneration, also der Untergang von Nervenzellen, ausgelöst wird.

Blutgefäße und Herzprobleme

Entzündungen der Blutgefäße fördern die Arteriosklerose, die sogenannte Arterienverkalkung. Hierbei kann es an den Gefäßwänden zu Ablagerungen von Fettstoffwechselprodukten sowie Verkalkungen kommen. Dies bewirkt, dass sich die Arterien verengen, was den Blutfluss einschränkt. Kann das Blut nicht mehr ungehindert fließen, können sich Blutgerinnsel bilden, die im schlimmsten Fall eine Embolie, Thrombose, einen Herzinfarkt oder einen Schlaganfall auslösen können.

Darmerkrankungen

Viele der körpereigenen Immunzellen, die sich im Darm befinden, können durch eine chronische Entzündung angegriffen werden. Ist die Darmflora aufgrund von Entzündungen aus der Balance geraten, können sich nämlich Viren und Bakterien leichter im Darm ansiedeln. Die Immunzellen können dann den Verdauungstrakt selbst angreifen und zu entzündlichen Darmerkrankungen bis hin zu Autoimmunerkrankung wie Colitis ulcerosa und Morbus Crohn führen.

Depressionen

Entzündungen im Gehirn können mit Depressionen in Verbindung gebracht werden, insbesondere können sie für depressive Symptome wie schlechte Stimmung, Antriebslosigkeit, Appetitlosigkeit und schlechten Schlaf verantwortlich sein. Studien haben ergeben, dass Menschen mit Depressionen höhere Entzündungswerte haben, und man weiß mittlerweile, dass Entzündungssignale über das Blut ins Gehirn gelangen, wodurch sich auch das Denken und Fühlen eines Menschen verändert.

Lungenkrankheiten, wie Asthma oder COPD

Wenn eine Entzündung in der Lunge auftritt, kann sie zu einer Flüssigkeitsansammlung und Verengung der Atemwege führen, wodurch die Atmung erschwert wird. Infektionen, Asthma und chronisch obstruktive Lungenerkrankungen (COPD) sind alle durch Entzündungen in der Lunge gekennzeichnet.

Krebs

Leidet der Körper an einer chronischen Entzündung, kann dies die Entstehung von Krebs und das Krebswachstum begünstigen. Es ist wissenschaftlich erwiesen, dass die Tumore oft an Orten chronischer Entzündung entstehen und dass Entzündungsreaktionen die zelluläre DNA schädigen und mutierte Gene erzeugen, die zu Krebs führen. Des Weiteren können dadurch zahlreiche Tumorwachstumsfaktoren produziert werden, außerdem das Wachstum neuer Blutgefäße, die die Tumorzellen mit frischem Blut versorgen.

Schmerzhafte Gelenk- und Knochenerkrankungen

Wenn eine Entzündung in den Gelenken auftritt, kann sie schwere Schäden verursachen – so kann sie zu gelenkschädigenden Erkrankungen wie rheumatoider Arthritis und Arthrose führen. Unterschwellige, chronische Entzündungen begünstigen diese oft sehr schmerzhaften Erkrankungen. Die Heilung einer zugrundeliegenden Entzündung kann daher diese Erkrankungen verhindern oder lindern und für Schmerzfreiheit sorgen.

Entzündungen können auch das Knochenwachstum beeinträchtigen und einen erhöhten Knochenverlust fördern, da Entzündungsmarker im Blut den Prozess, bei dem alte, beschädigte Knochenstücke durch neue ersetzt werden, unterbrechen können.

Parodontitis

Eine Entzündung kann sich auch in Form von Parodontitis, einer chronischen Entzündung des Zahnfleisches, die durch die Ansammlung von Bakterien verursacht wird, auf den Mund auswirken.

Parodontitis beeinträchtigt nicht nur die Mundgesundheit. Studien zeigen, dass Zahnfleischentzündungen auch mit Herzerkrankungen und Demenz in Verbindung stehen, da Bakterien im Mund auch an anderen Stellen des Körpers Entzündungen auslösen können.

Hauterkrankungen und Alterungsprozess

Die Auswirkungen einer Entzündung können nicht nur innerlich sein, sondern sich auch auf der Haut widerspiegeln. Psoriasis zum Beispiel ist ein entzündlicher Zustand, der entsteht, wenn das Immunsystem ein zu schnelles Wachstum der Hautzellen bewirkt.

Chronische Entzündungen können auch zu einer schnelleren Zellalterung beitragen, und man nimmt sogar an, dass sie auch bei der Bildung von Falten und sichtbaren Zeichen des Alterns eine Rolle spielen.

Typ-2-Diabetes

Entzündungen erhöhen die Wahrscheinlichkeit der Entwicklung von Prädiabetes und Typ-2-Diabetes, da sie eine Insulinresistenz verursachen können – die Hauptursache für Typ-2-Diabetes.

Dies geschieht dadurch, dass die Fettzellen im Bauch und in den Organen Entzündungschemikalien, die bereits besprochenen Zytokine, produzieren. Wenn der Zytokinspiegel erhöht ist, beginnt der Körper, weniger empfindlich auf Insulin zu reagieren, was zu einer Erhöhung des Blutzuckerspiegels führt, woraus schließlich Typ-2-Diabetes entsteht.

Selbsthilfemaßnahmen gegen Entzündungen

Sie selbst haben es in der Hand, Entzündungen einzudämmen und Ihr chronisches Krankheitsrisiko zu senken. Dabei können schon kleine Veränderungen hilfreich sein. Betrachten Sie sich dazu einmal ganz selbstkritisch: Haben Sie Übergewicht? Treiben Sie Sport? Rauchen Sie, trinken Sie? Haben Sie ständig Stress, und schlafen Sie zu wenig oder schlecht? Mit einigen Anpassungen in Ihrem Lebensstil können Sie grundlegend dazu beitragen, Entzündungen vorzubeugen und bereits bestehende Entzündungen zu lindern.

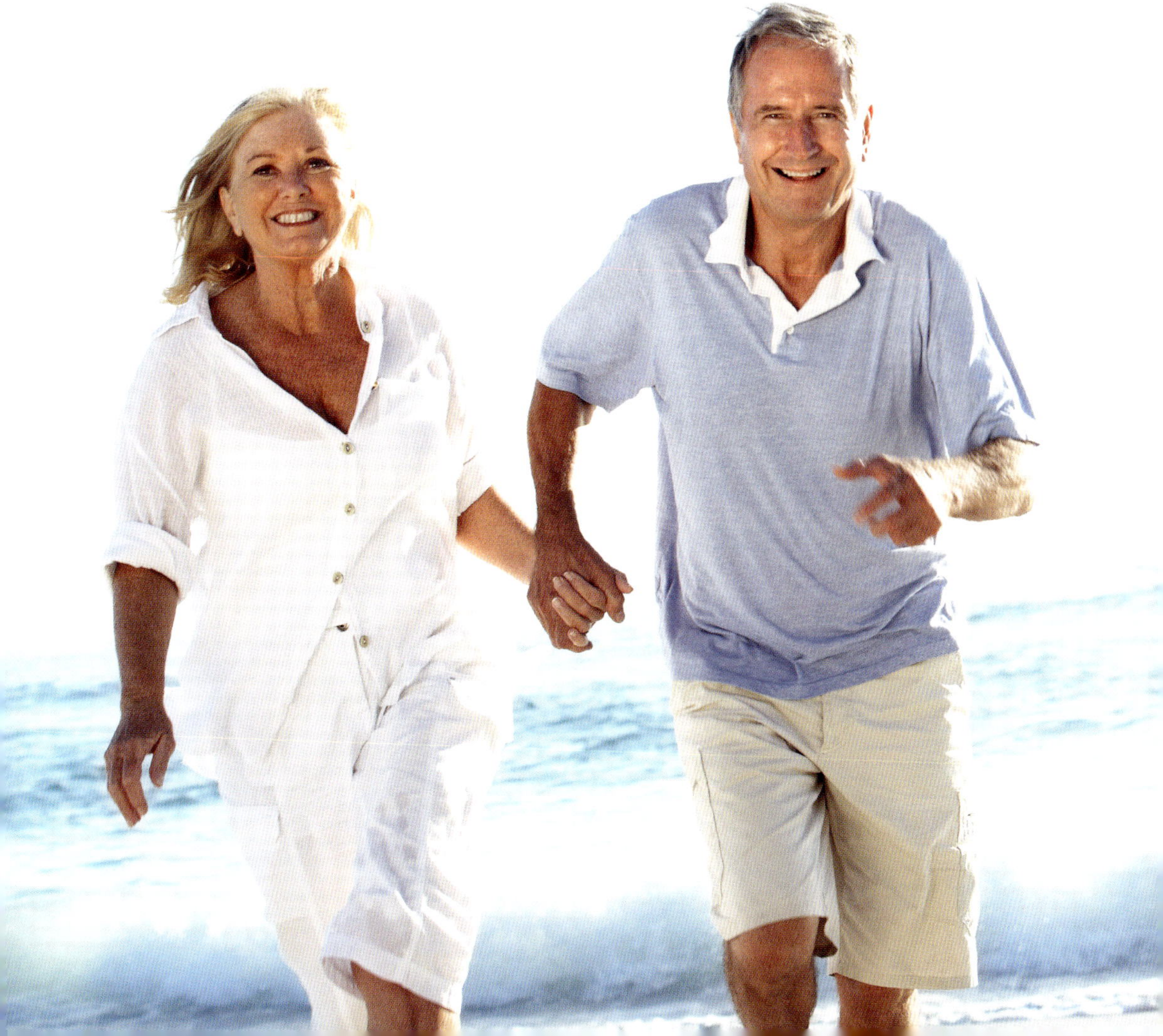

Übergewicht reduzieren

Da Übergewicht sich negativ auf Entzündungen auswirkt, weil vor allem das viszerale Fett entzündungsfördernde Botenstoffe produziert, sollten Sie dafür Sorge tragen, dass Sie Ihr Gewicht auf ein gesundes Maß reduzieren. Denn je übergewichtiger Sie sind und je mehr Fettzellen Sie haben, desto größer sind die negativen Auswirkungen auf Ihre Gesundheit.

Die Reduktion des Übergewichts sollte dabei durch gesunde Maßnahmen erfolgen – Crashdiäten, dubiose Mittelchen etc. sind hier wenig ratsam. Stattdessen sollten Sie Ihre Ernährung langfristig auf eine gesunde, möglichst kohlenhydratarme Ernährung umstellen. Tipps dazu finden Sie in den nächsten Kapiteln.

Und bauen Sie körperliche Aktivitäten in Ihren Alltag ein, da diese Ihre Gewichtsreduktion maßgeblich unterstützen. Wenn Sie unsicher sind, welche Sportarten für Sie geeignet sind, konsultieren Sie am besten Ihren Arzt, der Sie dazu ideal beraten kann.

Mehr Bewegung

Regelmäßiger Sport hilft nicht nur, ein gesundes Gewicht zu halten, sondern wirkt auch entzündungshemmend. Denn Bewegung hat einen positiven Einfluss auf das Immunsystem und kann eine antientzündliche Reaktion in den Zellen hervorrufen. Schon 20 bis 30 Minuten Bewegung können laut einer neuen Studie eine entzündungshemmende Wirkung haben, dies haben Forscher der San Diego School of Medicine herausgefunden. Die Studie ergab, dass Bewegung die entzündungshemmende Reaktion des Körpers durch die Aktivierung des sympathischen Nervensystems verbessert.

Wer sich also täglich eine halbe Stunde bewegt, trägt maßgeblich dazu bei, das Entzündungsrisiko zu minimieren und Entzündungen zu verringern. Ideal sind dabei leichte Bewegungsarten wie Walking, Trainieren auf dem Laufband, Radfahren oder Schwimmen.

Zusätzlich dazu sollten Sie an Ihrem Muskelaufbau arbeiten, da mehr Muskelmasse eine höhere Fettverbrennung bewirkt und das viszerale Fett abbaut. Ideal ist es also, wenn Sie eine Kombination aus Ausdauer- und Krafttraining in Ihren Alltag einbauen, beispielsweise täglich die empfohlenen 20 bis 30 Minuten leichte Bewegung plus einmal wöchentliches Krafttraining.

Bauen Sie auch in Ihren Alltag so viel Bewegung wie möglich ein. Nehmen Sie die Treppe statt den Aufzug, gehen Sie kurze Strecken möglichst zu Fuß oder fahren Sie mit dem Rad statt dem Auto – denn jede noch so kleine Bewegung hilft.

Stress reduzieren

Ständiger Stress führt zu einem Überfluss an Stresshormonen, die eine Entzündungsreaktion hervorrufen. Verringern Sie chronische Entzündungen, indem Sie Wege finden, Ihr Stressniveau zu senken.

Doch wie baut man Stress ab? Analysieren Sie dazu zunächst einmal Ihre Stressfaktoren und überlegen Sie, was die Hauptursache für Ihren Stress ist. Wenn Sie dies herausgefunden haben, können Sie aktiv daran arbeiten, den Stress zu vermeiden und abzubauen. Finden Sie dann gesunde Wege, um diesem Stress zu entkommen – zum Beispiel durch bewusste Pausen, die Sie in Ihren Alltag einbauen, durch Yoga, Meditation oder einen kurzen Spaziergang oder das Lesen eines Buches.

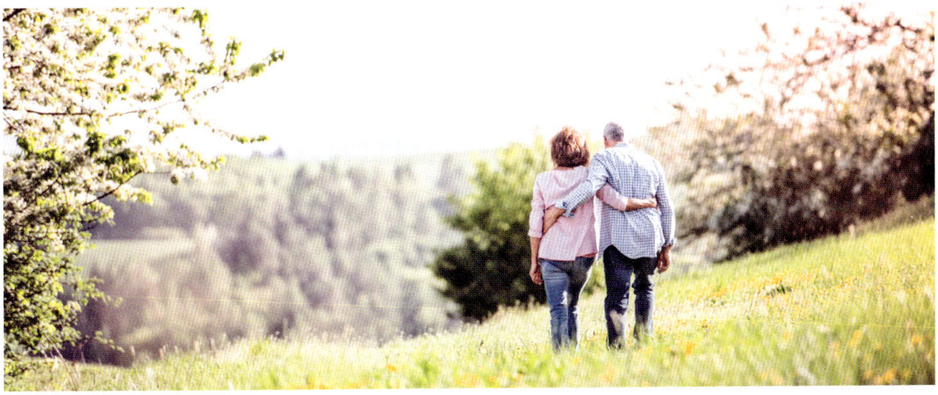

Ausreichend schlafen

Achten Sie darauf, mindestens sieben bis acht Stunden Schlaf pro Nacht zu bekommen, denn weniger ist nicht ausreichend. Der Körper braucht diese Auszeit, um sich geistig und körperlich zu regenerieren. Zu wenig Schlaf hat negative Auswirkungen auf die Gesundheit und kann sogar entzündungsfördernd wirken. Ein gesunder und erholsamer Schlaf wirkt sich hingegen positiv auf Ihre Gesundheit aus.

Am einfachsten erreichen Sie dies, wenn Sie einen festen Rhythmus mit regelmäßigen Bettzeiten etablieren, damit Ihr Körper sich an die Schlafenszeiten gewöhnt. Dunkelheit fördert zudem einen guten Schlaf, daher bietet es sich an, bei geschlossenen Läden zu schlafen. Vor allem künstliche Lichtquellen wie LED-Lampen sollten ausgeschaltet sein, und Geräte wie Handys oder Fernseher sollten Sie aus dem Schlafzimmer verbannen und dies zu einem Ort der absoluten Ruhe gestalten.

Mit dem Rauchen aufhören

Die giftigen Chemikalien in Tabakprodukten sind extrem gesundheitsschädlich, weswegen Sie mit dem Rauchen aufhören sollten. Dazu sollten Sie sich durchaus die Hilfe eines Arztes oder Heilpraktikers holen, der Sie hierzu beraten und Sie unterstützen kann.

Giftstoffe möglichst meiden

Natürlich können wir alle den Umweltgiften, denen wir durch die Luft ausgesetzt sind, nicht entkommen. Aber in unserem privaten Umfeld können wir an einigen Schrauben drehen, um mit möglichst wenigen Giftstoffen in Berührung zu kommen.

Lebensmittel: Achten Sie beim Lebensmitteleinkauf darauf, hochwertige Bioprodukte zu kaufen. Dazu können Kennzeichnungen wie das Demeter- oder Biolandsiegel hilfreich sein. Vor allem tierische Produkte wie Milcherzeugnisse, Eier oder Fleisch sollten aus Biohaltung stammen.

Wasser: Wenn Sie gerne Leitungswasser trinken, können Sie mit einem Wasserfilter die möglicherweise vorhandenen Schadstoffe aus dem Wasser filtern.

Kosmetikprodukte: In Kosmetika, Hautcreme, Duschgel, Zahnpasta, Shampoo, Seife und Co. stecken viele schädliche Inhaltsstoffe, deren wir uns meist gar nicht bewusst sind. Da diese Produkte aber unmittelbar mit unserer Haut in Berührung kommen, sollten Sie auf Naturkosmetik umsteigen, um möglichst viele Schadstoffe zu vermeiden.

Reinigungsmittel: Hier gilt das Gleiche wie bei den Kosmetikprodukten – und auch hier gibt es viele natürliche Alternativen, die Sie mittlerweile problemlos im Handel bekommen.

Kunststoffe: In vielen Kunststoffen werden Weichmacher wie BPA eingesetzt, die schädlich für uns sind. Daher sollten wir diese, so gut es geht, vermeiden. Mineralwasser sollten Sie beispielsweise in Glasflaschen kaufen. Abgepackte Lebensmittel sollten Sie meiden, praktischerweise findet hier gerade ein Wandel im Einzelhandel statt, sodass auch immer weniger Obst und Gemüse in Plastik verpackt ist.

Entzündungen durch Ernährung heilen

Was Sie zu sich nehmen, kann die Entzündungsreaktion Ihres Körpers maßgeblich beeinflussen, denn es ist bekannt, dass einige Nahrungsmittel die natürliche Entzündungsreaktion des Körpers beeinflussen. Manche Lebensmittel wirken entzündungsfördernd, sie können Entzündungen beschleunigen, verschlimmern und tragen teilweise sogar zur Entstehung von Entzündungen bei. Andere Lebensmittel hingegen sind entzündungshemmend, bekämpfen also Entzündungen und helfen, diese zu lindern.

Allgemein ist eine gesunde und ausgewogene Ernährung wichtig für unsere Gesundheit – vor allem ausreichend Ballaststoffe, gesundes Gemüse und Obst, gesunde Fette und die richtigen Gewürze können sich positiv auf das entzündliche Geschehen im Körper auswirken.

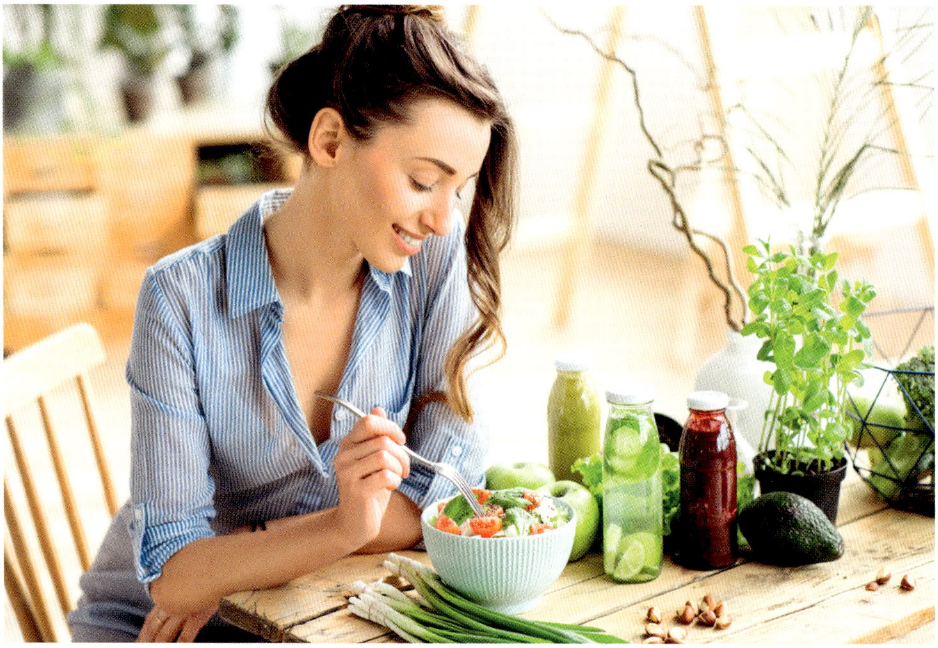

Keine verarbeiteten Lebensmittel und Fast Food

Verzichten Sie auf den Gang zur Pommesbude oder zum Burgerladen und greifen Sie im Supermarkt auch nicht zur Fertiglasagne oder zur Tiefkühlpizza. Die darin enthaltenen raffinierten Zucker, Transfette, hochverarbeiteten Pflanzenöle, raffinierten Kohlenhydrate und künstlichen Zutaten sind für den Körper nämlich entzündlich.

Verzicht auf entzündungsfördernde Nahrungsmittel

Manche Lebensmittel sind für Entzündungen geradezu förderlich, daher sollten Sie diese am besten ganz von Ihrem Speiseplan streichen oder sie zumindest stark reduzieren.

Lebensmittel, die zu Entzündungen beitragen, sind:

- Zucker – er veranlasst den Körper, entzündliche molekulare Botenstoffe, sogenannte proinflammatorische Zytokine, freizusetzen. Hierbei ist nicht nur der reine Haushaltszucker gemeint, mit dem Sie Ihre Speisen süßen. Achten Sie auch auf versteckten Zucker, der sich vor allem in verarbeiteten Lebensmitteln und Fertigprodukten, in Süßigkeiten oder Getränken wie Limonaden, Energiegetränken, Eistees und Fruchtsäften und auch in Marmeladen und Trockenobst versteckt.

- Raffinierte Kohlenhydrate – dies sind Getreideprodukte, bei denen Kleie und Keime entfernt werden und dann lediglich der »nackte« Kern, das sogenannte Endosperm, das nur noch aus Stärke besteht, zurückbleibt. Ihnen fehlt es somit an Nährstoffen und Ballaststoffen, weswegen sie häufig auch als »leere« Kohlenhydrate bezeichnet werden. Sie werden vom Körper zügig verdaut, sodass sich der Blutzuckerspiegel sehr schnell erhöht und danach ebenso schnell wieder abfällt, was dazu führt, dass man schnell wieder Hunger verspürt.
  Die häufigsten Nahrungsquellen für raffinierte Kohlenhydrate sind Weißmehl, Produkte aus raffiniertem Mehl wie Weißbrot, Gebäck und Kuchen, Pasta, Limonade, Snacks, Süßigkeiten, Frühstückszerealien, geschälter Reis (Basmatireis, Jasminreis, Langkornreis etc.) und daraus gefertigte Produkte.

- Fette Milchprodukte, da diese sehr viele gesättigte Fettsäuren enthalten, welche die Blutfettwerte erhöhen. Daher sollten vollfette Milch und Milchprodukte entweder nur in Maßen konsumiert oder durch ihre fettarmen oder pflanzlichen Varianten ersetzt werden.

- Auch zu viele Eier sollten Sie vermeiden. Grundsätzlich sind Eier nicht ungesund und enthalten viele Vitamine, aber in ihnen steckt auch die Fettsäure Arachidonsäure, die entzündungsfördernd ist. Daher sollten Sie im Zuge einer entzündungsarmen Ernährung nicht mehr als vier bis fünf Eier pro Woche konsumieren und grundsätzlich zu Bio-Eiern greifen.

- Zu viel rotes Fleisch und verarbeitete Fleisch- und Wurstprodukte – vor allem Schweinefleisch wird als kritisch beurteilt, da es viele entzündungsfördernde Inhaltsstoffe bereithält. Fleisch und Wurst aus Massentierhaltung enthalten meist viele entzündungsfördernde Omega-6-Fettsäuren. Wenn Sie Fleisch essen möchten, greifen Sie daher am besten zu Wild oder Fleisch in Bio-Qualität aus Weidehaltung, da dieses höhere Mengen an Omega-3- und geringere Mengen an Omega-6-Fettsäuren enthält.

- Lebensmittel mit einem hohen Anteil an gesättigten Fetten und/oder Transfettsäuren, wie zum Beispiel frittierte Lebensmittel, sowie versteckte tierische Fette in kommerziellen Backwaren, Soßen, Margarine etc. – diese erhöhen zum einen das LDL-Cholesterin (das böse Cholesterin) und senken das HDL-Cholesterin (das gute), was das Risiko für Herzerkrankungen und Schlaganfall erhöht. Zum anderen können Transfette eine Entzündungsreaktion in den Zellen auslösen.

- Falsche Fette wie Sonnenblumen- oder Distelöl, Palmfett, Schmalz etc., weil diese viele Omega-6-Fettsäuren enthalten (mehr zu Fetten erfahren Sie im Abschnitt »Gesunde Fette« auf S. 43).

Omega-6-Fettsäuren reduzieren

Omega-6-Fettsäuren ähneln den Omega-3-Fettsäuren, beide sind essenzielle Fettsäuren, was bedeutet, dass der menschliche Körper sie nicht herstellen kann und sie über die Nahrung zugeführt werden müssen. Beide erfüllen zudem wichtige Aufgaben im Körper und sind notwendig, doch Omega-6-Fettsäure hat den Schönheitsfehler, dass ihre Botenstoffe wie Linolsäure und Arachidonsäure Entzündungen fördern. Das heißt nun nicht, dass Sie Omega-6-Fettsäuren vollständig weglassen sollten – Sie sollten lediglich den Anteil an Omega-3 erhöhen und den Anteil an Omega-6-Fettsäuren reduzieren. Ein optimales Verhältnis von Omega-6- zu Omega-3-Fettsäuren ist maximal 5:1, also höchstens fünfmal so viele Omega-6- wie Omega-3-Fettsäuren, die WHO empfiehlt sogar 4:1.

Zu den Lebensmitteln mit einem hohen Gehalt an Omega-6-Fettsäuren gehören tierische Lebensmittel aus der Massentierhaltung, Milchprodukte und Hühnereier, Sonnenblumenöl, Margarine, Mayonnaise, Chips, Fast Food und Gebäck.

Die Aufnahme von Omega-3-Fettsäuren erhöhen

Omega-3-Fettsäuren sind essenzielle Fettsäuren, die lebensnotwendig für unseren Organismus sind. Da der menschliche Körper sie nicht selbst herstellen kann, müssen sie wie die Omega-6-Fettsäuren über die Nahrung zugeführt werden. Sie sind besonders wertvoll für den Körper, da sie einen positiven Einfluss auf die Blutfette haben, blutdrucksenkend und durchblutungsfördernd sind, Herz-Kreislauf-Erkrankungen vorbeugen, das Immunsystem stärken und entzündungshemmend sind.

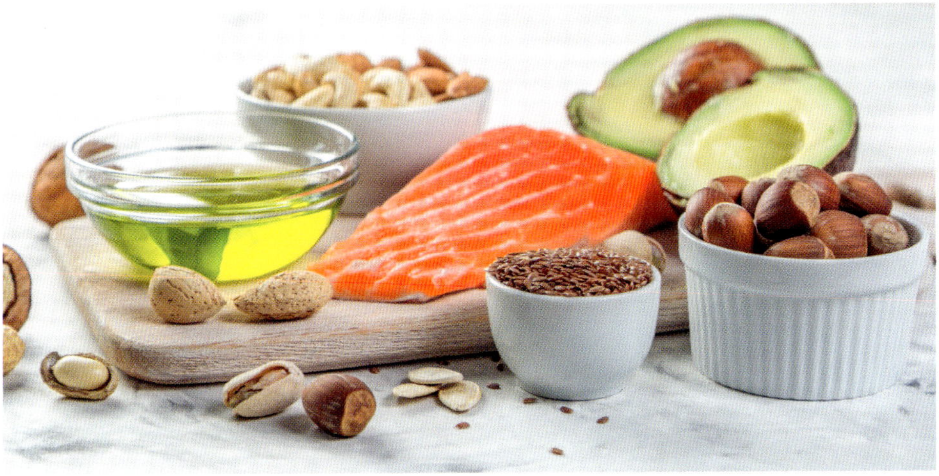

In tierischen Lebensmitteln sind Docosahexaensäure (DHA) sowie Eicosapentaensäure (EPA) enthalten, in pflanzlichen Lebensmitteln findet man Alpha-Linolensäure (ALA) – eine Ausnahme bilden hier Algen, die auch DHA und EPA enthalten. Der menschliche Körper kann DHA und EPA direkt verwerten, die Vorstufe ALA muss hingegen erst zu DHA und EPA umgewandelt werden, bevor sie vom Körper aufgenommen werden kann. Etwa 0,3 bis 0,5 g Omega-3-Fettsäuren sollten wir täglich zu uns nehmen. Daher ist der Verzehr von Fisch sehr ratsam, weil dieser enorm viel Omega-3 und weitere gesunde Inhaltsstoffe liefert.

Vor allem in fettreichem Fisch wie Lachs, Hering, Makrelen, Sardinen und Thunfisch sind viele Omega-3-Fettsäuren enthalten. Auch Algen und Krustentiere sind sehr gute Lieferanten für Omega-3-Fettsäuren. In Fisch finden sich die Omega-3-Fettsäuren EPA (Eicosapentaensäure) und DHA (Docosahexaensäure), gesamt in folgender Menge:

Thunfisch	4,21 g / 100 g	Sprotte	1,90 g / 100 g
Matjes, geräuchert	3,82 g / 100 g	Seelachs	0,92 g / 100 g
Ölsardinen	2,80 g / 100 g	Forelle	0,89 g / 100 g
Makrele	2,50 g / 100 g	Rotbarsch	0,50 g / 100 g
Lachs	2,36 g / 100 g	Garnelen	0,40 g / 100 g
Hering	2,30 g / 100 g		

Doch auch wenn Sie keinen Fisch mögen, können Sie Omega-3-Fettsäuren über die Ernährung zu sich nehmen.

Als Alternative zu Fisch bieten sich folgende pflanzliche Lebensmittel an, welche die Omega-3-Fettsäure Alpha-Linolensäure (ALA) enthalten:

Chiaöl	59,60 g / 100 g	Pekannüsse	0,81 g / 100 g
Leinöl	52,80 g / 100 g	Pinienkerne	0,61 g / 100 g
Leinsamen	20,40 g / 100 g	Kichererbsen	0,64 g / 100 g
Chiasamen	18,60 g / 100 g	Grünkohl	0,31 g / 100 g
Walnussöl	12,20 g / 100 g	Rosenkohl	0,24 g / 100 g
Rapsöl	8,50 g / 100 g	Spinat	0,15 g / 100 g
Walnüsse	7,50 g / 100 g	Avocado	0,10 g / 100 g
Macadamia	1,00 g / 100 g	Haselnüsse	0,10 g / 100 g
Olivenöl	0,85 g / 100 g		

Vollwertnahrung

Setzen Sie auf ballaststoffreiches Gemüse, Obst, Nüsse, Samen, hochwertige Proteine, Vollkorngetreide und gesunde Fette – diese Produkte sind von Natur aus entzündungshemmend.

Vollwertige Kohlenhydrate, auch komplexe Kohlenhydrate genannt, sollten Sie auf jeden Fall in Ihren Speiseplan aufnehmen, denn sie liefern viele wichtige Vitamine und Ballaststoffe und sind wichtige Energielieferanten. Diese Kohlenhydrate werden nicht sofort vom Körper in Glukose umgewandelt und müssen im Verdauungstrakt aufgespalten werden. Aus diesem Grund sättigen sie lange, liefern länger anhaltende Energie und halten den Blutzuckerspiegel konstant. Laut der Deutschen Gesellschaft für Ernährung (DGE) liegt der Tagesbedarf an vollwertigen Kohlenhydraten bei 50 % der Energiezufuhr.

Zu den vollwertigen Kohlenhydraten gehören Vollkornprodukte, wie Vollkorngetreide, Vollkornnudeln, Naturreis, Haferflocken, Gemüse, Kartoffeln, Früchte, Hülsenfrüchte und Nüsse.

Ausreichend Ballaststoffe zu sich nehmen

Pro Tag sollten Sie mindestens 30 g Ballaststoffe verzehren. Ballaststoffe sind die Zellfasern der Pflanzen und werden sozusagen unverdaut durch Ihren Darm geschleust. Sie sind wichtig für den gesamten Stoffwechsel, senken die Blutfettwerte, binden Gallensäure und fördern die Verdauung.

Achten Sie auch darauf, genügend zu trinken – vor allem Wasser und/oder ungesüßte Tees helfen, dass die Ballaststoffe im Darm gut aufquellen können.

Um ausreichend Ballaststoffe zu sich zu nehmen, anbei eine kurze Liste mit wichtigen Lieferanten:

Chiasamen	34,4 g / 100 g	Birnen	6,0 g / 100 g
Kichererbsen	17,0 g / 100 g	Vollkornnudeln	5,2 g / 100 g
Linsen	17,0 g / 100 g	Grünkohl	4,2 g / 100 g
Erbsen	16,6 g / 100 g	Spinat	4,0 g / 100 g
Sesamsamen	11,2 g / 100 g	Bananen	3,0 g / 100 g
Haferflocken	10,0 g / 100 g	Brokkoli	3,0 g / 100 g
Avocado	7,0 g / 100 g	Möhren	2,8 g / 100 g
Heidelbeeren	6,1 g / 100 g	Weißkohl	2,5 g / 100 g

Die richtige Vitamin- und Mineralstoffversorgung

Eine ausgewogene Vitamin- und Mineralstoffversorgung wirkt Entzündungen entgegen, daher sollten Sie darauf achten, sich auch in dieser Hinsicht ausbalanciert zu ernähren.

Vor allem Magnesium gilt als entzündungshemmender Mineralstoff. Laut der Deutschen Gesellschaft für Ernährung (DGE) sollten Frauen 300 mg und Männer 350 mg Magnesium pro Tag zu sich nehmen. Magnesiumreiche Lebensmittel sind beispielsweise Sonnenblumen- und Kürbiskerne, Kakao, Sesamsamen, Amaranth und Quinoa, Bohnen und Erbsen, Vollkornprodukte, außerdem Bananen, Spinat und Mangold.

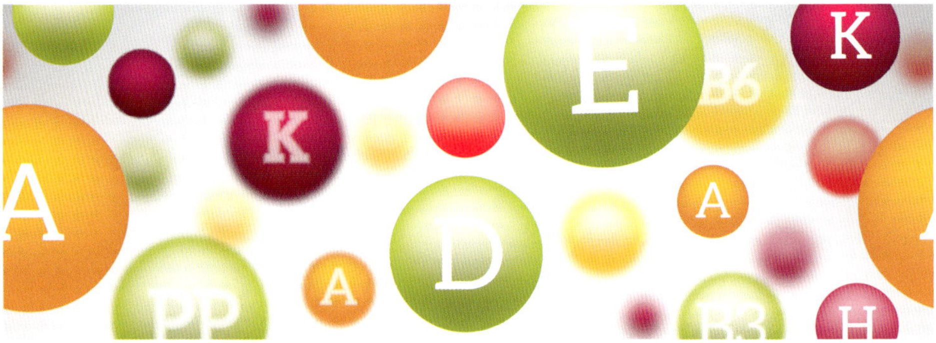

Auch Zink kann zur Bekämpfung von Entzündungen beitragen, daher ist es ratsam, dieses in hohen Mengen zu sich zu nehmen. Die DGE empfiehlt eine Zinkzufuhr pro Tag von 7 mg für Frauen und von 10 mg für Männer. Zink findet sich vor allem in Schalentieren, Hülsenfrüchten, Fisch, rotem Fleisch, Innereien, Geflügel und Vollkorngetreide.

Selen hat antioxidative und entzündungshemmende Eigenschaften. Da Selen ein Spurenelement ist, das der Mensch nicht selbst herstellen kann, muss es mit der Nahrung aufgenommen werden. Die DGE empfiehlt eine Selen-Aufnahme für Frauen von 60 µg und von 70 µg für Männer. Gute Quellen für Selen sind Paranüsse, Kohl- und Zwiebelgemüse, Spargel, Pilze und Hülsenfrüchte.

Kupfer unterstützt die Bildung von Melanin, wodurch es immunanregend und entzündungshemmend wirkt. Pro Tag sollte ein Erwachsener 1–1,5 mg Kupfer zu sich nehmen. Fisch, Schalentiere, Innereien, Haferflocken und Gerste, Mandeln, Kakao, grünes Gemüse, Chiasamen, Sesam und Linsen sind gute Kupferlieferanten.

Vitamin C ist ein Antioxidans und wirkt damit gegen chronische Entzündungen. Die DGE empfiehlt 100 mg Vitamin C pro Tag. Obst und Gemüse sind gute Vitamin-C-Lieferanten, allen voran Acerola, Hagebutte, Sanddorn, Guave, schwarze Johannisbeeren, rote Paprikaschoten, Brokkoli, Rosenkohl, Grünkohl, Erdbeeren, Zitronen, Orangen, Rot- und Weißkohl und Spinat.

Auch Vitamin E ist ein Antioxidans und sorgt dafür, dass Entzündungen schneller abklingen. Die Tagesdosis sollte laut DGE bei 12 mg für Frauen und 14 mg für Männer liegen. Vitamin E ist vor allem in pflanzlichen Ölen, wie Weizenkeim-, Raps- und Olivenöl, enthalten, zudem in Nüssen, Schwarzwurzeln, Wirsing und weiteren Gemüse- und Obstsorten.

Vitamin D wirkt ebenfalls entzündungshemmend. Die DGE empfiehlt eine Zufuhr von mindestens 10 µg pro Tag. Es gibt nur wenige Lebensmittel, die Vitamin D enthalten. Dazu gehören Hering, Makrele, Lachs, Thunfisch, Rotbarsch, Leber, Champignons, Steinpilze und Pfifferlinge.

Ausreichend trinken

Ihre Zellen müssen richtig hydriert werden, damit sie ihre entzündungshemmenden Funktionen ausüben können. Trinken Sie daher täglich mindestens 1,5 Liter, so lautet die Empfehlung der DGE. Dies ist allerdings der Mindestwert, besser ist es, wenn Sie pro Kilogramm Körpergewicht 30–35 ml Wasser täglich zu sich nehmen.

Wasser ist ein zentraler Bestandteil unseres Körpers, den wir unbedingt benötigen, um den reibungslosen Ablauf lebenswichtiger Funktionen zu gewährleisten. Nur ein gut mit Wasser versorgter Organismus kann den Körper ausreichend mit Vital- und Nährstoffen versorgen und Schadstoffe sowie entzündungsfördernde Toxine ausleiten. Daher ist und bleibt das beste Getränke Wasser, am besten stilles Mineralwasser, Quellwasser oder auch Leitungswasser, wenn dieses in Ihrer Region gut ist.

Auch aromatisiertes Wasser ist sehr gut geeignet, probieren Sie ruhig einmal Wasser mit Zitrone oder Zitronenmelisse, mit Gurke, Ingwer oder mit Beeren oder Minze.

Tee ist ebenfalls ein gutes Getränk, vor allem solche Sorten, die entzündungshemmend sind, wie Ingwertee oder Brennnesseltee. Auch Kamillentee ist geeignet, da Kamille antimikrobiell, antibakteriell und desinfizierend ist. Salbeitee ist ebenfalls zu empfehlen, denn Salbei ist antibakteriell und antiviral.

Nicht zu verachten ist grüner Tee, der sehr gute antioxidative und entzündungshemmende Eigenschaften hat. Er enthält die Substanz Epigallocatechingallat (EGCG), der die entzündungsfördernden Stoffe im Körper hemmt. Grünen Tee können Sie als reinen Tee genießen, alternativ können Sie mit dem Matcha-Pulver aber auch weitere Getränke herstellen wie Matcha-Smoothies.

Koffein reduzieren

Mehr als eine Tasse Kaffee pro Tag kann schädlich sein, denn die Forschung hat herausgefunden, dass bereits ab zwei Tassen Kaffee täglich die Entzündungsmarker im Blut steigen. Dadurch können Herzkrankheiten begünstigt werden.

Alkohol nur in Maßen

Das Gläschen Rotwein ist weiterhin in Ordnung, wie wir vorhin schon erwähnt haben. Ansonsten schadet Alkohol aber Ihrer Gesundheit und sollte daher nicht oder nur in Maßen konsumiert werden. Mittlerweile gibt es köstliche alkoholfreie Alternativen, beispielsweise für Bier, und vor allem, wenn Sie kreativ werden und selbst alkoholfreie Drinks mixen, kommt dies auch bei Ihren Gästen gut an. Einige Rezepte für Smoothies finden Sie im Rezeptteil.

Gesund dank antientzündlichen Lebensmitteln

Sie haben nun schon viel darüber gelesen, was Entzündungen sind, welche Ursachen sie haben, was Sie dagegen unternehmen können und was Sie nicht essen sollten. Aber keine Angst, neben der Liste der »schlechten« Lebensmittel gibt es eine sehr lange Liste an Nahrungsmitteln, die entzündungshemmend sind – von Gemüse und Obst über Fisch, Getreide, Nüsse und Kräuter ist hier alles dabei. Sie müssen also nicht auf köstliches Essen verzichten, um Ihre Entzündung in den Griff zu bekommen, weil Sie jede Menge leckerer Lebensmittel zur Verfügung haben, die Ihre Gesundheit optimal unterstützen.

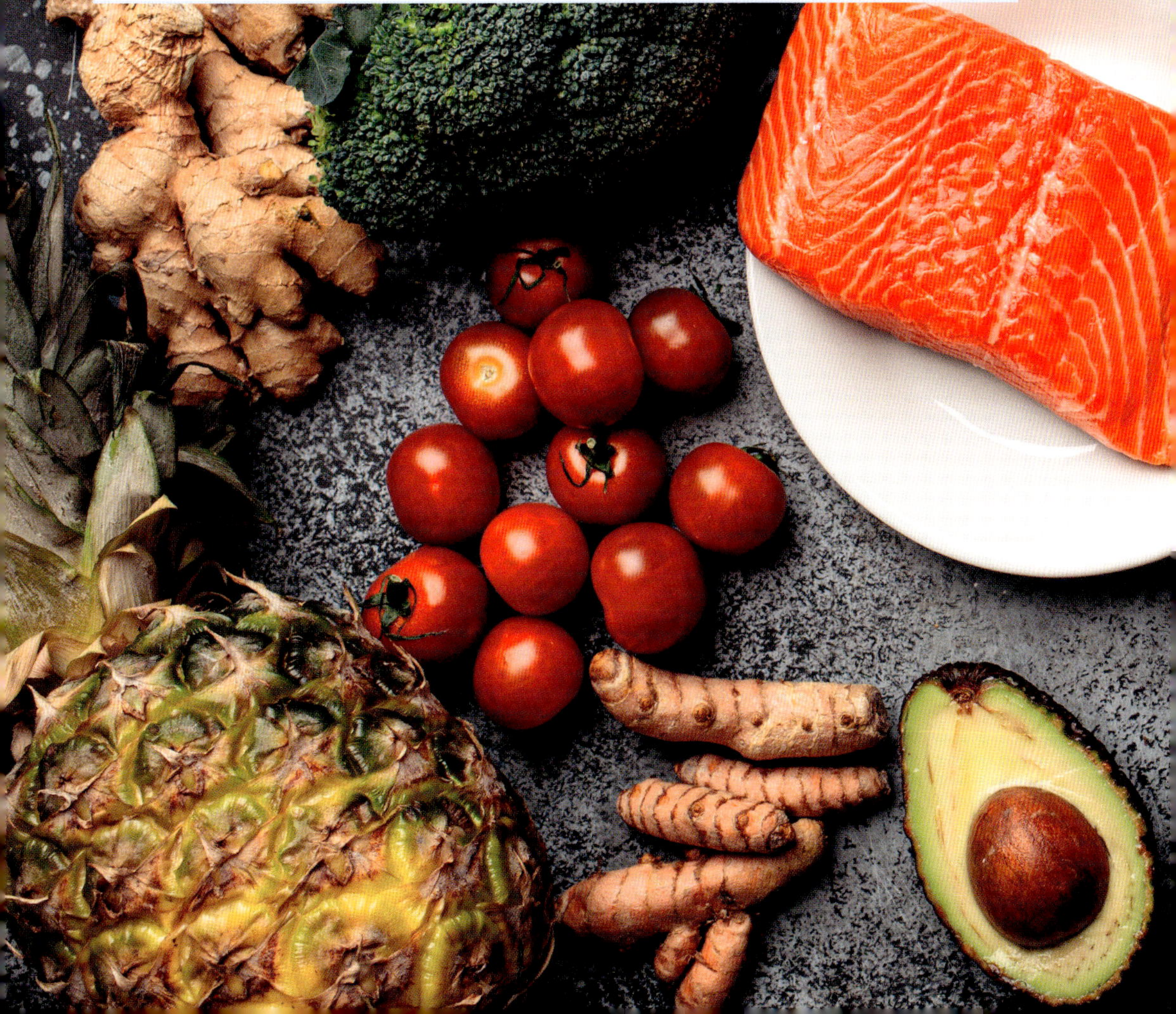

Wenn Sie einige dieser Nahrungsmittel in Ihren täglichen Speiseplan integrieren, können Sie Entzündungen wirksam entgegenwirken. Dabei gilt: Achten Sie auf eine abwechslungsreiche und ausgewogene Ernährung, die reich an Ballaststoffen und gesättigten Fetten ist und möglichst viele Omega-3-Fettsäuren enthält. Ideal ist es, wenn Sie täglich drei Portionen Gemüse und zwei Portionen Obst zu sich nehmen, gepaart mit weiteren der im Folgenden vorgestellten Lebensmittel. Und noch ein Tipp: Je abwechslungsreicher Sie diese guten Nahrungsmittel kombinieren, desto einfacher fällt es Ihnen, sich damit gesund zu ernähren – zahlreiche köstliche Anregungen dazu finden Sie bei den Rezepten.

Wir stellen Ihnen die wichtigsten entzündungshemmenden Lebensmittel in diesem Kapitel ausführlich vor, einige besonders wertvolle möchten wir dabei aber ausdrücklich hervorheben.

Die besten entzündungshemmenden Lebensmittel

Es gibt sehr viele Nahrungsmittel, die entzündungshemmende Eigenschaften haben, ein paar stechen aber besonders hervor, da sie aufgrund ihrer Vielzahl an nützlichen Inhaltsstoffen Entzündungen besonders effektiv entgegenwirken.

Dies sind in alphabetischer Reihenfolge:

- Ananas
- Avocados
- Heidelbeeren
- Brokkoli
- Chiasamen
- Grünes Blattgemüse
- Ingwer & Kurkuma
- Kirschen
- Lachs
- Leinsamen & Leinöl
- Paprika
- Pilze
- Quinoa
- Rote Bete
- Spinat
- Tomaten
- Walnüsse & Walnussöl
- Weintrauben
- Zimt
- Zwiebeln & Knoblauch

Es ist optimal, wenn Ihr täglicher Speiseplan immer einen oder mehrere dieser Superstars enthält. Was diese und weitere Lebensmittel so wertvoll macht, erfahren Sie in den folgenden Abschnitten.

Gewürze und Kräuter

Es gibt zahlreiche Kräuter und Gewürze mit besonders entzündungshemmenden Wirkungen, die das Immunsystem bei regelmäßigem Verzehr zur Selbstheilung anregen – allen voran Ingwer und Kurkuma. Dabei ist wichtig: Je unverarbeiteter Ingwer, Kurkuma und Co. sind, desto besser. Die Wirkstoffe bleiben so am besten erhalten.

Folgende Gewürze und Kräuter gelten als entzündungshemmend: Basilikum, Bärlauch, Borretsch, Brennnessel, Cayennepfeffer, Curry, Nelke, Ingwer, Kresse, Koriander, Kreuzkümmel, Kurkuma, Majoran, Meerrettich, Muskat, Oregano, Petersilie, Rosmarin, Salbei, Sellerie, Schwarzkümmel, Pfeffer, Senf, Thymian, Wacholder, Vanille, Zimt.

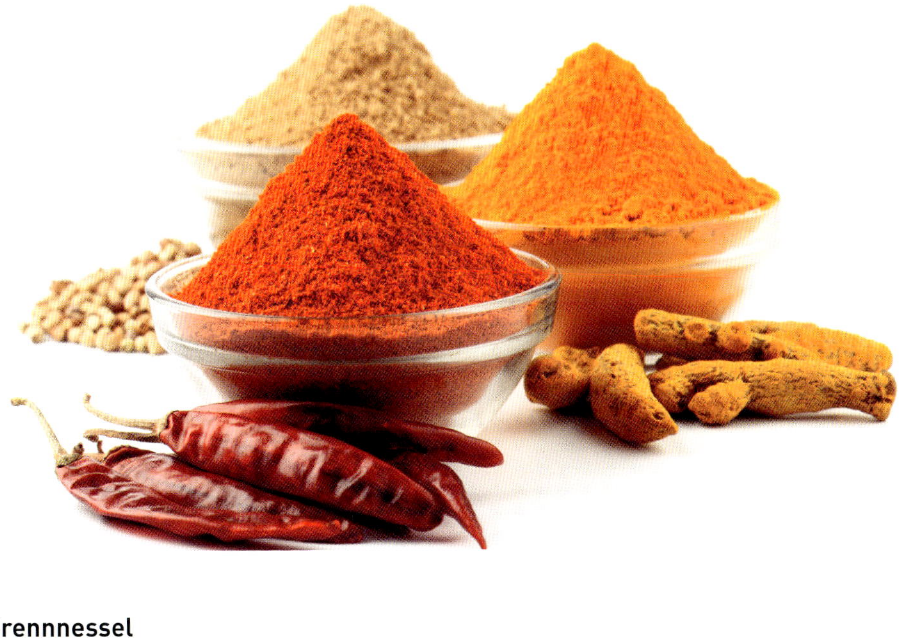

Brennnessel
Die Brennnessel ist eine altbekannte Heilpflanze, die Sie ganz praktisch im eigenen Garten oder beim Spaziergang ernten können. Sie enthält viele Mineralien wie Kalium, Kalzium, Magnesium und Eisen und hat einem hohen Gehalt an Vitamin C. Die Blätter verfügen außerdem über viele Flavonoide, die antioxidativ und entzündungshemmend wirken.

Chili

Chilischoten beinhalten Capsaicin – ein Wirkstoff, der unsere Durchblutung anregt, sowie Entzündungen und Schmerzen lindert. Chilis haben zudem antibakterielle Eigenschaften, die Krankheitserreger wie Bakterien oder Pilze abwehren. Des Weiteren enthalten Chilischoten sehr viel Vitamin C, was die Abwehrkräfte stärkt.

Ingwer

Der Hauptbestandteil von Ingwer, Gingerol, hat eine antioxidative, antibakterielle, antivirale und entzündungshemmende Wirkung und kann beispielsweise bei Rheuma und Arthritis eine gute Wirkung zeigen. Außerdem fördert er die Darmgesundheit, verringert das Risiko von Herzerkrankungen, bekämpft Infektionen und stärkt die Immunabwehr, kann den Blutdruck senken und helfen, das Risiko von Herzerkrankungen zu reduzieren.

Kurkuma

Curcumin, der Wirkstoff in Kurkuma, hat starke entzündungshemmende Eigenschaften und hilft nachgewiesen bei rheumatoider Arthritis und entzündlichen Darmerkrankungen. Kurkuma ist zudem ein starkes Antioxidans und guter Fänger von freien Radikalen, die neben Entzündungen eine der Hauptursachen für Herz-Kreislauf-Erkrankungen sind, weswegen Curcumin bei der Vorbeugung und Behandlung von Herzerkrankungen eine Rolle spielen kann.

Salbei

Salbei trägt seine Heilwirkung bereits im Namen, der vom Lateinischen »salvus« stammt, was »gesund« bedeutet. Die ätherischen Öle in Echtem Salbei (Salvia officinalis), allen voran Thujon, wirken in Verbindung mit den enthaltenen Flavonoiden antibakteriell, desinfizierend, entzündungshemmend und wundheilungsfördernd.

Zimt

Zimt wirkt aufgrund seines hohen Gehalts an Flavonoiden entzündungshemmend und – durch den Stoff Zimtaldehyd – antimikrobiell. Er steckt voller Antioxidantien wie Polyphenolen, die eine entzündungshemmende Wirkung auf den Körper haben. Zimt kann dazu beitragen, den Cholesterinspiegel sowie die Neutralfette im Blut zu senken und kurbelt zudem den Stoffwechsel an.

Gesunde Fette

Naturbelassene, pflanzliche Fette liefern zahlreiche antioxidative und entzündungshemmende Substanzen wie Vitamine und sekundäre Pflanzenstoffe. Sie enthalten neben Antioxidantien auch die lebenswichtigen ungesättigten Fettsäuren, die der Körper nicht selbst herstellen kann. Vor allem die mehrfach ungesättigten Omega-3-Fettsäuren sind hier hervorzuheben.

Wichtig bei pflanzlichen Ölen ist ihr Herstellungsverfahren: Am besten sind native und kaltgepresste Öle, denn wenn sie weder raffiniert noch erhitzt werden, behalten sie ihre wertvollen Inhaltsstoffe – allen voran Vitamin E und die essenziellen Fettsäuren. Kaltgepresste Öle eignen sich vor allem gut für Salatdressings und weitere kalte Zubereitungsarten, erhitzen sollte man sie nicht zu stark, weil dann gesundheitsschädliche Substanzen entstehen können. Raffinierte Öle werden bei der Herstellung erhitzt und gereinigt, was natürlich auch bedeutet, dass sie ihre wertvollen Inhaltsstoffe verlieren. Sie werden durch das Verfahren allerdings haltbarer und lassen sich problemlos erhitzen, sodass Sie diese zum Kochen und Braten einsetzen können.

Zu den entzündungshemmenden Fetten gehören: Chiaöl, Hanföl, Kokosöl, Leinöl, Macadamiaöl, Olivenöl, Rapsöl, Sojaöl, Weizenkeimöl, Walnussöl.

Kokosöl

Kokosöl enthält viele wertvolle Inhaltsstoffe, wie Aminosäuren, Vitamin E und B-Vitamine sowie die Mineralstoffe Magnesium, Kalium, Kalzium und Phosphor. Vor allem aber hat es einen hohen Anteil an Laurinsäure, die eine antibakterielle, antivirale, antimykotische und antioxidative Wirkung hat.

Leinöl

Die Alpha-Linolensäure, die in Leinöl reichlich enthalten ist, wirkt stark entzündungshemmend. Außerdem ist Leinöl einer der besten Lieferanten für Omega-3-Fettsäuren, da es 54,2 g pro 100 g enthält. Mit zwei bis drei Esslöffeln Leinöl am Tag kann ein Erwachsener seinen Tagesbedarf an Omega-3 decken.

Olivenöl

Olivenöl ist reich an ungesättigten Fettsäuren, die dazu beitragen, den Cholesterinspiegel auszubalancieren und das Risiko für Herzkrankheiten zu senken. Es enthält zahlreiche Antioxidantien, darunter Polyphenole, die schädliche freie Radikale reduzieren und entzündungshemmende Eigenschaften haben. Außerdem ist es reich an Vitamin E.

Walnussöl

Walnussöl besteht zu einem großen Teil aus ungesättigten Fettsäuren, die sich positiv auf den Cholesterinspiegel auswirken. Darüber hinaus enthält es wertvolle Omega-3-Fettsäuren sowie Vitamin E und Vitamin B7. Gemeinsam mit den ungesättigten Fettsäuren und Antioxidantien wirken diese entzündungshemmend.

Vollkorngetreide

Vollkorngetreide und daraus hergestellte Lebensmittel liefern wertvolle Vitamine, wie die B-Vitamine, Mineralstoffe, wie Magnesium, Zink, Kupfer, Kalzium und Eisen, sowie Ballaststoffe. Zudem stecken sie voller Antioxidantien und sekundärer Pflanzenstoffe, die sich positiv auf den Cholesterinwert sowie den Blutdruck auswirken und entzündungshemmend sind.

Wichtig ist hier, dass Sie zu Produkten greifen, bei denen die nährstoff- und ballaststoffreichen Randschichten des Getreides mit verwendet werden – das macht den Unterschied zu Weißmehlprodukten aus, die Sie meiden sollten, da bei deren Verarbeitung die Schale entfernt wird.

Zu den Vollkorngetreiden zählen: Amaranth, Buchweizen, Dinkel, Gerste, Hafer, Hirse, Quinoa, Naturreis, Roggen und Weizenvollkorn – und die daraus hergestellten Produkte wie Mehl, Kleie, Flocken, Nudeln, Brot etc.

Hafer

Haferprodukte, wie Haferkleie, Haferflocken etc., liefern viel Eiweiß, viele wichtige Vitamine, wie die B-Vitamine, und Mineralstoffe, wie Magnesium, Phosphor, Eisen und Zink. Sie enthalten außerdem reichlich gesunde Ballaststoffe, darunter Beta-Glucan, das einen positiven Effekt auf den Cholesterinspiegel hat. In Haferflocken stecken zudem viele Antioxidantien und Polyphenole, die entzündungshemmende Eigenschaften besitzen.

Quinoa

Quinoa ist eigentlich ein Pseudogetreide, da sie botanisch zur Gattung der Gänsefußgewächse zählt. Sie hat einen sehr hohen Proteingehalt und ist sehr reich an den Mineralstoffen Kalium, Kalzium, Eisen, Magnesium, Mangan und Kupfer sowie an Vitamin B1. Da sie kein Gluten enthält, ist sie vor allem für Menschen mit Zöliakie interessant. Ihre reichlich enthaltenen verdauungsfördernden Ballaststoffe helfen bei der Regulierung des Blutzuckers und des Cholesterinspiegels. Quinoa enthält außerdem alle neun essenziellen Aminosäuren, die für ein aktives Immunsystem sorgen, und ist reich an Omega-3-Fettsäuren. Zudem sind in Quinoa sehr viele Antioxidantien enthalten, die freie Radikale bekämpfen – vor allem das enthaltene Quercetin kann Entzündungen reduzieren.

Nüsse und Saaten

Nüsse und Saaten sind eine gute Quelle an gesunden Fetten, antioxidativen Vitaminen, Mineralien, Proteinen und Phytochemikalien, außerdem liefern sie wertvolle Ballaststoffe. Viele dieser Nährstoffe haben eine entzündungshemmende Wirkung. Nüsse stärken zudem das Herz, die Immunabwehr und regen die Verdauung an.

Zu den entzündungshemmenden Nüssen und Saaten zählen: Chiasamen, Hanfsamen, Kokosnuss, Leinsamen, Macadamianüsse, Pistazien, Sonnenblumenkerne, Walnüsse. Vorsichtig sein sollten Sie bei Cashewnüssen und Erdnüssen, da diese entzündungsfördernd wirken können.

Chiasamen

Chiasamen sind sehr reich an ungesättigten Fettsäuren, insbesondere Omega-3-Fettsäuren und haben einen hohen Gehalt an Ballaststoffen und Proteinen. Die Omega-3-Fettsäuren der Chiasamen verringern Entzündungen im Körper und sorgen für ein gesundes Herz-Kreislauf-System. Durch ihren hohen Anteil an Antioxidantien wirken sich Chiasamen außerdem positiv auf unser Immunsystem aus.

Leinsamen

Leinsamen stecken voller Ballaststoffe und sind sehr reich an Lignanen, die als Antioxidantien gelten. Lignane finden sich nur in ganzen Leinsamen, nicht im Leinsamenöl, da sie in der Samenschale konzentriert sind. Leinsamen enthalten außerdem reichlich entzündungshemmende Omega-3-Fettsäuren.

Mandeln

Mandeln enthalten viel Vitamin E und Vitamin B3, Proteine, Ballaststoffe und Kalzium. Die einfach ungesättigten Fette in Mandeln wirken entzündungshemmend. Vitamin E trägt außerdem dazu bei, die Zellen vor oxidativen Schäden, einem Nebenprodukt der Entzündung, zu schützen.

Walnüsse

Walnüsse enthalten die perfekte Kombination aus Omega-3- und Omega-6-Fettsäuren und sind außerdem reich an Vitamin E, B-Vitaminen, Mineralien und sekundären Pflanzenstoffen. Sie können beruhigend auf ein überaktives Immunsystem wirken und schützen die Blutgefäße vor Entzündungen.

Hülsenfrüchte

Hülsenfrüchte liefern Unmengen an Vitaminen und Mineralien, Proteinen und guten Fetten. Ihre Nährstoffdichte sowie der enorm hohe Gehalt an Ballaststoffen sind optimal für unseren Darm. Bohnen, Linsen, Erbsen und Co. stecken voller entzündungshemmender Antioxidantien und Phytonährstoffe. Vor allem die dunklen Sorten wie Kidneybohnen und schwarze Bohnen weisen einen besonders hohen Gehalt an Antioxidantien auf.

Entzündungshemmende Hülsenfrüchte sind: Bohnen (diverse Sorten), Erbsen, Kichererbsen, Linsen (diverse Sorten), Lupinen, Sojabohnen.

Grünes Blattgemüse

Dunkelgrüne Gemüsearten wie Grünkohl und andere Kohlsorten, Spinat, Brokkoli und Mangold sind reich an bioaktiven Stoffen, wie Flavonoiden, die dafür sorgen, dass Entzündungen vorgebeugt und gelindert, oxidativer Stress reduziert und das Immunsystem stimuliert werden. Außerdem enthalten vor allem Kreuzblütler-Gemüse viele Vitamine und Mineralstoffe, vor allem Vitamin C, sowie sekundäre Pflanzenstoffe, die ebenfalls antioxidativ wirken. Zudem liefert grünes Blattgemüse Bitterstoffe, die Magen und Darm stärken, sowie Chlorophyll, das die Blutbildung und -reinigung fördert.

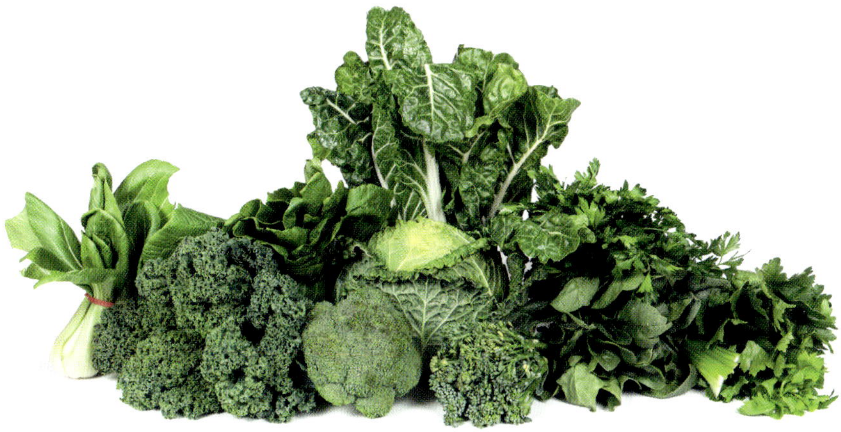

Brokkoli

Brokkoli enthält viel Sulforaphan, ein Antioxidans mit starker entzündungshemmender Wirkung, außerdem ist er reich an Kaempferol, ein natürliches Flavonoid, das Entzündungen hemmt und das Immunsystem stärkt. Zusätzlich dazu weist er noch einen hohen Gehalt an Vitamin C auf, das ebenfalls das Immunsystem stärkt.

Spinat

Spinat ist eines der bekanntesten entzündungshemmenden Nahrungsmittel, da er außergewöhnlich reich an Vitaminen und Mineralstoffen ist – allen voran Vitamin C und E und Zink – und viele Flavonoide enthält. Sein Inhaltsstoff Quercetin wirkt entzündungshemmend und immunstärkend.

Weitere Gemüsesorten

Auch weitere Gemüsesorten sind entzündungshemmend: Aubergine, Erbsen, Fenchel, grüne Bohnen, Kartoffeln, Kohlrabi, Kürbis, Möhren, Paprika, Pastinaken, Radieschen, Rettich, Rosenkohl, Rucola, Salat, Spargel, Tomaten, Wirsing, Zucchini.

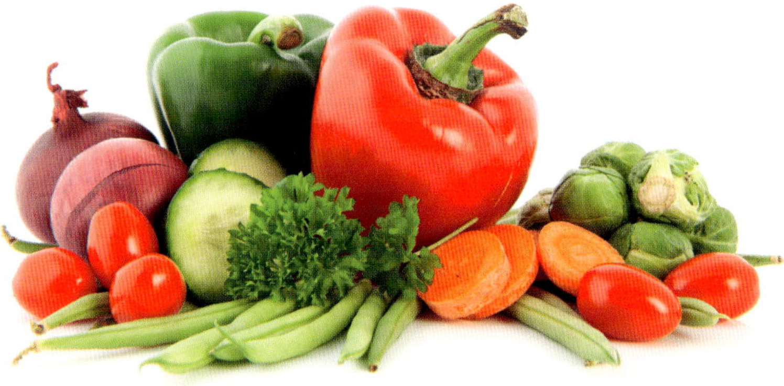

Paprika

Paprikaschoten sind reich an Vitamin C und Antioxidantien, die eine starke entzündungshemmende Wirkung haben. Vor allem die roten Paprikaschoten stecken voller Flavonoide wie Beta-Carotin, Quercetin und Luteolin, die Entzündungen reduzieren.

Pilze

Pilze sind reich an Kalium und Phosphor, Selen, Kupfer, Zink und B-Vitaminen. Sie enthalten Phenole und andere Antioxidantien, die Entzündungen bekämpfen, das Immunsystem unterstützen und sogar schmerzlindernd sind.

Rote Bete

Unter den weiteren Gemüsesorten ist vor allem die Rote Bete nicht zu verachten. Wie es ihre tiefrote Farbe bereits verrät, enthält Rote Bete das Antioxidans Betalain, das hilft, Zellen zu reparieren, die von einer Entzündung angegriffen wurden. Rote Bete unterstützt außerdem die Durchblutung. Das rote Gemüse enthält hohe Mengen der entzündungshemmenden Mineralien Kalium und Magnesium – zwei Nährstoffe, an denen viele Menschen einen Mangel haben

Sauerkraut

Sauerkraut, also fermentierter Weißkohl, ist reich an guten probiotischen Bakterien, welche die Darmflora gesund halten. Sauerkraut enthält außerdem viele sekundäre Pflanzenstoffe, die eine entzündungshemmende Wirkung haben.

Tomaten

Tomaten sind eine großartige Quelle für Vitamin C, Kalium und Folat. Sie enthalten außerdem Lycopin, ein Antioxidans mit stark entzündungshemmenden Eigenschaften. Lycopin ist fettlöslich, daher ist es ideal, wenn Sie die Tomaten mit einem guten Öl kombinieren.

Zwiebeln, Knoblauch & Co.

Zwiebeln und Knoblauch gelten als besonders entzündungshemmend. Sie haben einen hohen Anteil an Antioxidantien, die zur Entzündungshemmung beitragen, blutdruck- und cholesterinsenkend sind, das Krebsrisiko verringern, Bindegewebe und Knochen stärken und Bakterien bekämpfen. Die entzündungshemmenden Kräfte stecken in ihren Inhaltsstoffen Allicin und Quercetin. Zur Familie der Zwiebeln zählen auch Lauch, Schnittlauch, Frühlingszwiebeln und Schalotten.

Obst

Dass Obst gesund ist, wissen wir bereits seit Langem. Daher sollten wir pro Tag idealerweise zwei Obstportionen zu uns nehmen. Obst enthält viele Vitamine, Mineralstoffe, Antioxidantien und Ballaststoffe.

Entzündungshemmend sind vor allem: Ananas, Äpfel, Avocados, Bananen, Beeren-Granatäpfel, Grapefruits, Hagebutten, Kakao, Kirschen, Kiwis, Limetten, Mandarinen, Mangos, Orangen, Pflaumen, Sanddorn, Wassermelonen, Weintrauben, Zitrusfrüchte.

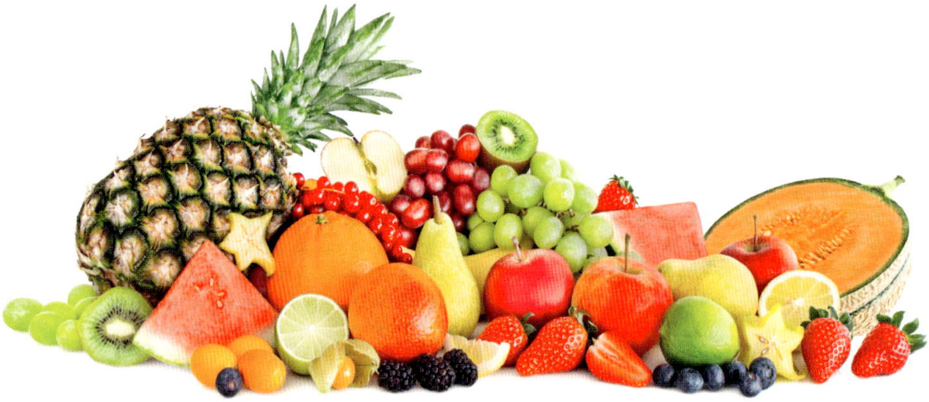

Ananas

Bromelain, das hochwirksame Verdauungsenzym aus der Ananas, wirkt entzündungshemmend und lässt Schwellungen schneller abklingen. Außerdem sind Ananas eine großartige Quelle für Ballaststoffe, Kalium und Vitamin C.

Avocados

Avocados sind reich an Kalium, Magnesium, Ballaststoffen, Vitamine C, A, E und den Vitaminen des B-Komplexes sowie herzgesunden, einfach ungesättigten Fetten. Avocados sind aufgrund der enthaltenen essenziellen Omega-3-Fettsäuren und antibakteriellen Verbindungen entzündungshemmend.

Kirschen

Kirschen stecken voller Vitamine, Mineralien, wie zum Beispiel Vitamin C und K sowie B-Vitamine, Mangan, Kupfer, Magnesium und sind auch eine gute Quelle für Ballaststoffe. Sie enthalten zudem den antioxidativen Pflanzenfarbstoff Anthocyan, der enorm entzündungshemmend und schmerzlindernd ist.

Weintrauben

Trauben sind reich an wichtigen Nährstoffe wie Vitamin C und K, Kupfer und Mangan. Vor allem dunkle Trauben enthalten zudem eine hohe Anzahl von Flavonoiden und Resveratrol, das entzündungshemmende Eigenschaften hat und ein starkes Antioxidans ist.

Zitronen

Zitronen enthalten einen hohen Anteil an Vitamin C und sind reich an Antioxidantien. Sie wirken antibakteriell und entzündungshemmend und sind dadurch eine ideale Unterstützung für unser Immunsystem.

Beerenobst

Beerenobst hat einen außergewöhnlich hohen Anteil an Ballaststoffen und Antioxidantien und kann dadurch Entzündungen effektiv in Schach halten. 200 g Beeren täglich sind ideal, wobei Sie natürlich bunt mischen dürfen.

Einige Beeren sind besonders wertvoll:

Brombeeren

Brombeeren enthalten enorm viele gesunde Vitamine, wie die Vitamine A, C, E sowie Mineralstoffe wie Kalium, Magnesium und Kalzium. Sie sind außerdem reich an Anthocyanen, einem starken Antioxidans, das eine entzündungshemmende Wirkung hat.

Cranberrys

Cranberrys enthalten unter anderem wertvolle Flavonoide mit antioxidativen Eigenschaften, sie haben einen hohen Gehalt an Phenolen und an Anthocyanen, die krebshemmende bzw. entzündungshemmende Wirkungen haben können. Außerdem sind sie ein hervorragender Vitamin-C- und Vitamin-E-Lieferant.

Heidelbeeren

Heidelbeeren haben einen hohen Gehalt an Antioxidantien und dadurch eine stark antioxidative und entzündungshemmende Wirkung. Darüber hinaus sind Heidelbeeren reich an Vitamin C und einem weiteren Polyphenol, Resveratrol, die beide nachweislich entzündungshemmende Reaktionen fördern, indem sie entzündliche freie Radikale vermindern.

Schwarze Johannisbeeren

Schwarze Johannisbeeren haben dank ihrer Bestandteile wie Anthocyanen, Flavonoiden und Phenolsäuren eine entzündungshemmende und antioxidative Wirkung. Sie enthalten zudem eine große Menge an Vitamin C, das dazu beiträgt, das Immunsystem gesund zu erhalten.

Sanddorn

Die orange-roten Beeren des Sanddornstrauchs enthalten reichlich Vitamin C, das das Immunsystem optimal unterstützt. Außerdem sind antioxidativ wirkende Flavonoide enthalten.

Fisch und Meeresfrüchte

Fisch ist ein Superlebensmittel: wenig Kalorien, noch weniger Kohlenhydrate und Omega-3-Fettsäuren in Hülle und Fülle. Die in Fischölen enthaltenen Omega-3-Fettsäuren senken Entzündungswerte verlässlich und wirken vorbeugend gegen Herz-Kreislauf-Erkrankungen. Wissenschaftler haben in den Ölen von Makrele, Lachs und anderen fetthaltigen Fischen einen entzündungshemmenden Wirkstoff entdeckt: die Omega-3-Fettsäure DHA (Docosahexaensäure), aus welcher der Körper Resolvin bildet, das bereits in kleinen Mengen wirksam Entzündungsprozesse lindert.

Mindestens 350 g Fisch, davon 200 g fetten Fisch wie Makrele, Hering oder Lachs, sollten Sie pro Woche essen.

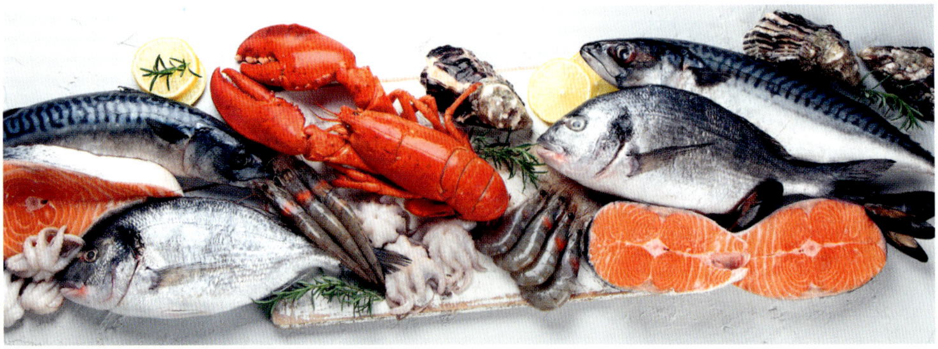

Lachs

Lachs ist eines der nahrhaftesten Lebensmittel, da er reich an Nährstoffen, Proteinen, Vitaminen, wie Vitamin A, D und B-Vitamine, Mineralstoffen wie Kalium, Selen und Magnesium ist. Astaxanthin, das dem Lachs seine typische rote Färbung gibt, gilt als ein starkes Antioxidans, das sehr wirksam gegen freie Radikale ist und eine entzündungshemmende Wirkung hat. Lachs ist außerdem eine der besten Quellen für Omega-3-Fettsäuren. Die reichlich in Lachs enthaltenen Omega-3-Fettsäuren DHA und EPA reduzieren nachweislich Entzündungen.

Und was ist mit Fleisch?

Fleisch in Maßen ist in Ordnung, solange Sie darauf achten, dass Sie nur sehr selten Schweinefleisch, kein sehr fettes Fleisch und keine fetten Wurstwaren konsumieren. Qualitativ hochwertige, magere Fleischsorten von Tieren aus Biohaltung, am besten von Tieren, die auf der Weide gehalten wurden, sind weniger entzündungsfördernd. Greifen Sie beim Fleischkauf also lieber zu Bioprodukten oder zu Weidefleisch vom regionalen Anbieter.

Die Deutsche Gesellschaft für Ernährung (DGE) empfiehlt nicht mehr als 300 bis 600 g Fleisch pro Woche – zwei- bis dreimal wöchentlich darf es also auf Ihrem Speiseplan stehen, weniger ist natürlich noch idealer.

Essen Sie sich gesund

Nun haben Sie die besten Grundlagen erhalten, um Entzündungen wirkungsvoll zu bekämpfen und vor allem, um sich entzündungsarm zu ernähren. Mit der folgenden Auswahl von Rezepten möchte ich Ihnen einige Anregungen geben, wie lecker die antientzündliche Küche ist. Probieren Sie es aus, und werden Sie gerne auch selbst kreativ. Ich wünsche Ihnen dabei viel Freude und einen guten Appetit!

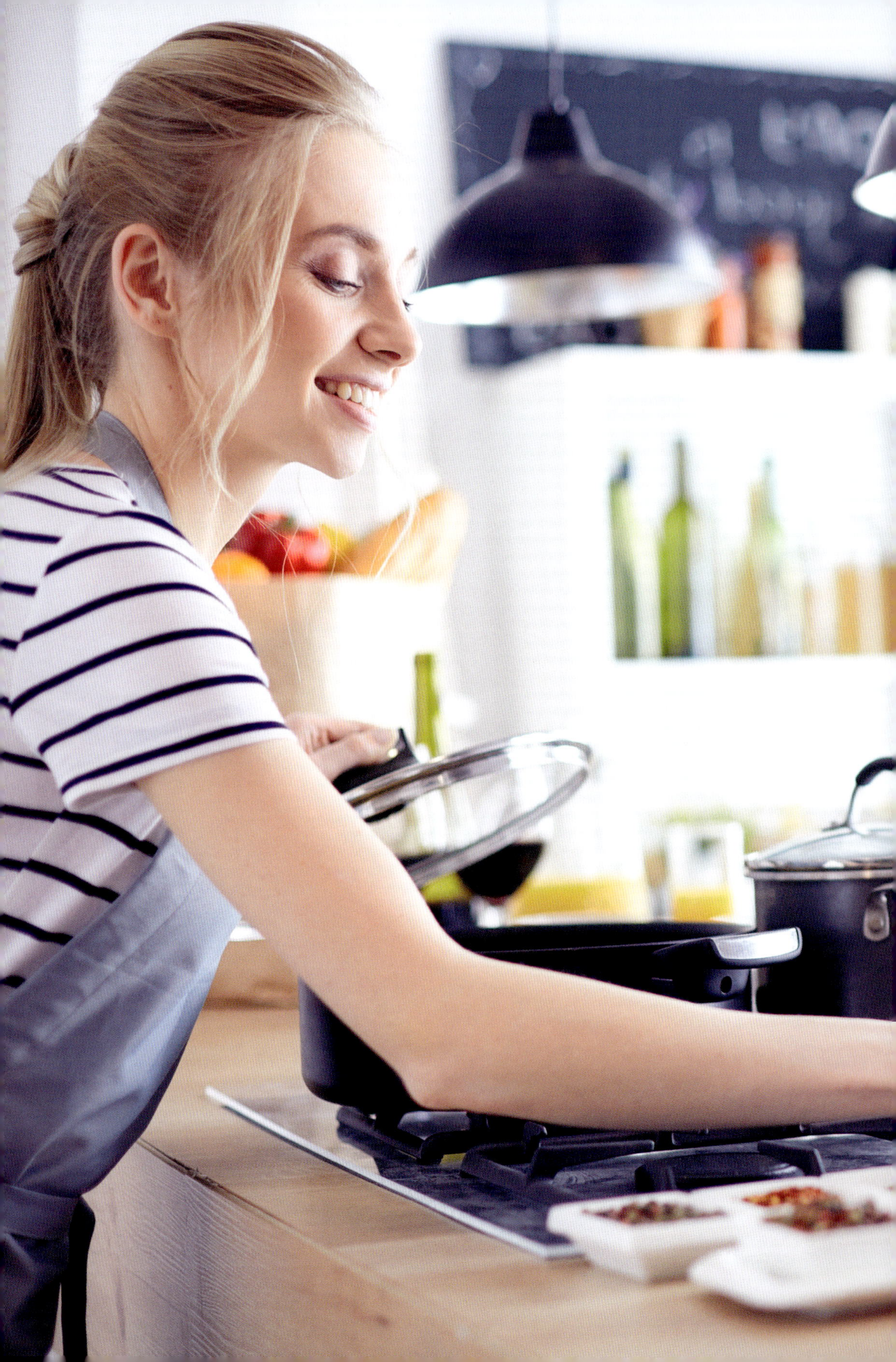

Rezepte mit entzündungs-hemmenden Lebensmitteln

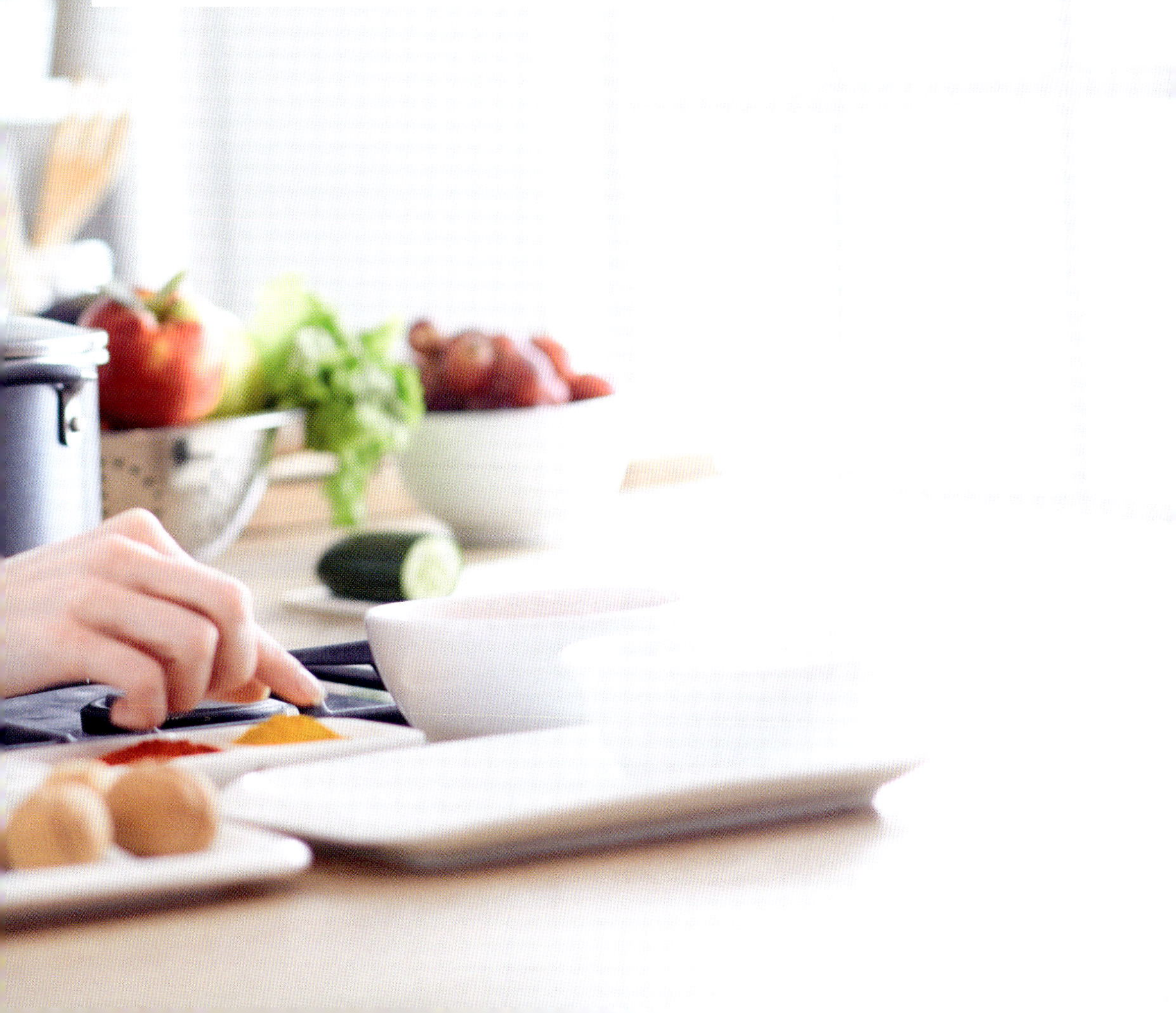

Frühstück

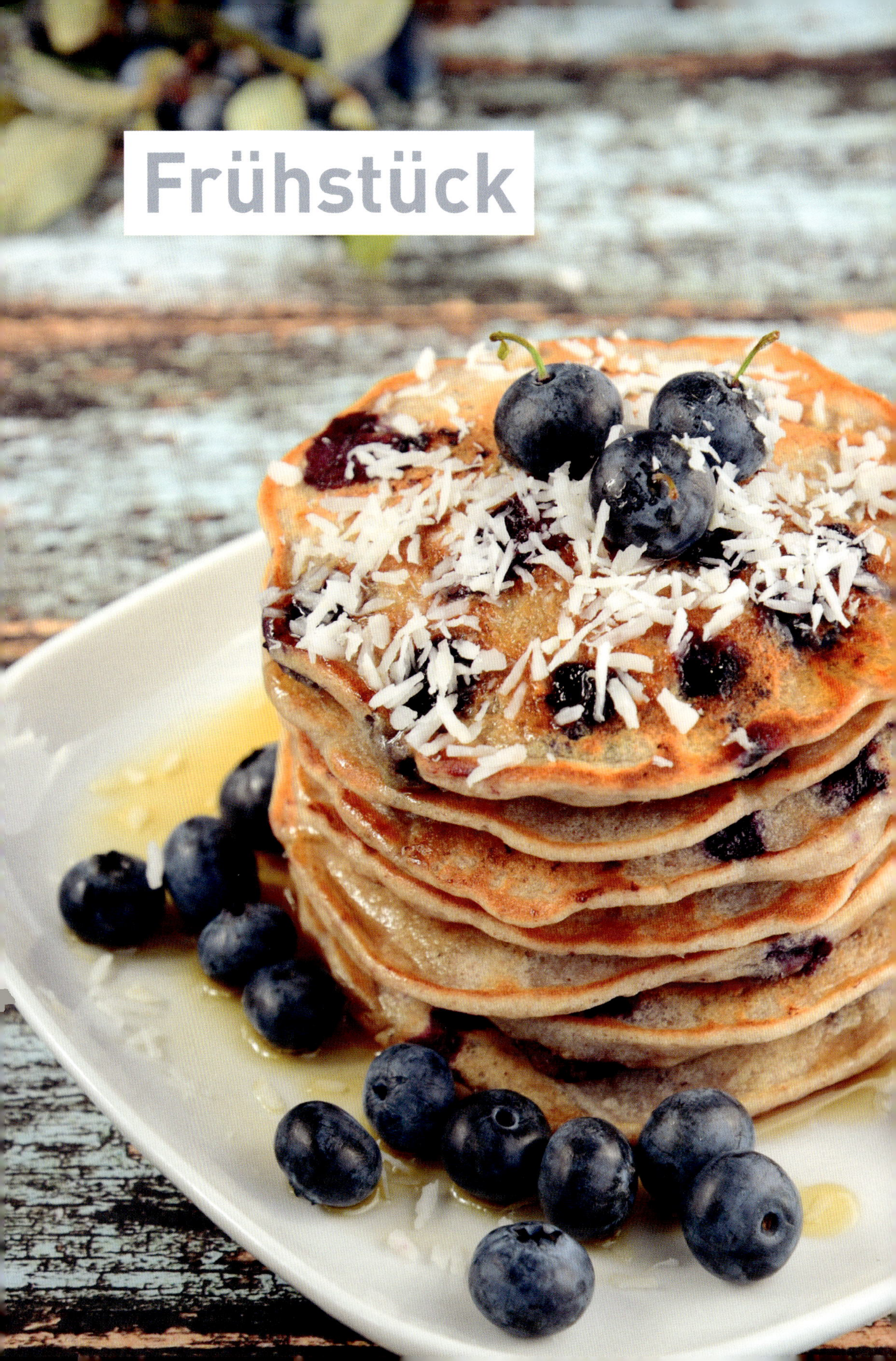

Kokos-Pfannkuchen mit Heidelbeeren

Für 4 Portionen
Zubereitungszeit:
15 Minuten

Zutaten

- 250 g Heidelbeeren
- 1 Ei, Größe L
- 3 g Johannisbrotkernmehl
- 40 g Mandeln, gemahlen
- 30 g Eiweißpulver, neutral
- 100 ml Kokosmilch, fettreduziert
- Mark von 1 Vanilleschote
- ½ TL Zimt
- 1 TL Walnussöl
- 4 TL Kokosöl
- 4 TL Ahornsirup
- 2 EL Kokosraspel

Zubereitung

1. Die Heidelbeeren waschen und trocken tupfen.
2. Für die Pfannkuchenmasse das Ei mit dem Johannisbrotkernmehl, den Mandeln, dem Eiweißpulver, der Kokosmilch, dem Vanillemark, dem Zimt und dem Walnussöl im Mixer pürieren.
3. 100 g Heidelbeeren vorsichtig unter die Pfannkuchenmasse heben.
4. In einer heißen Pfanne 2 TL Kokosöl erhitzen. Mit einem großen Löffel jeweils 4 Portionen Teig in die Pfanne geben und die Pfannkuchen von beiden Seiten goldbraun ausbacken. Den Vorgang für die restlichen 4 Pfannkuchen wiederholen.
5. Die Pfannkuchen auf Tellern anrichten, mit den Ahornsirup beträufeln, die Kokosraspel darüberstreuen und die restlichen Heidelbeeren dazureichen.

Nährwerte pro Portion:
265 kcal, 18 g Fett, 14,5 g Kohlenhydrate, 11 g Eiweiß, 5,5 g Ballaststoffe

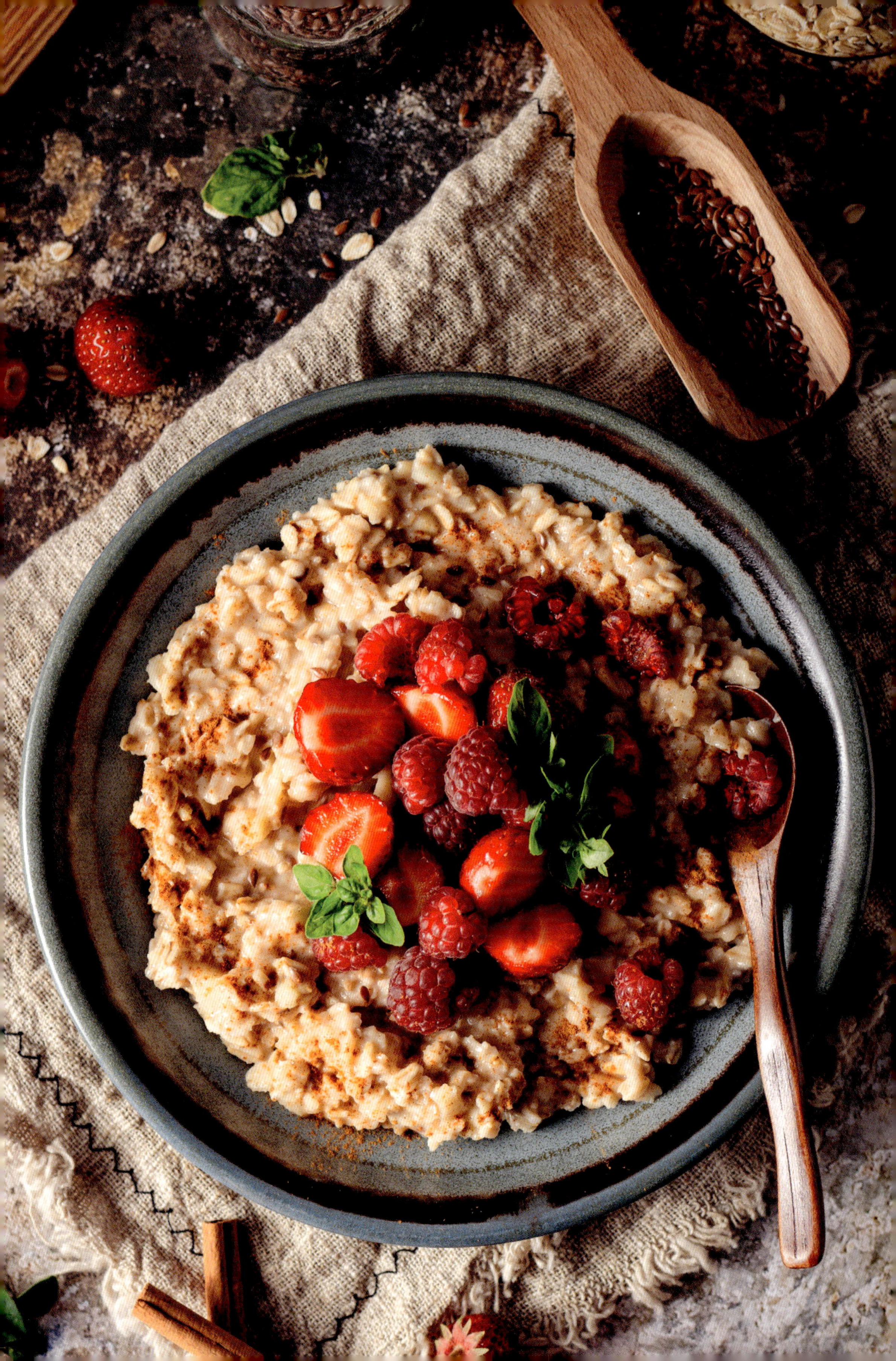

Kurkuma-Zimt-Porridge mit Beeren

Für 4 Portionen
Zubereitungszeit:
15 Minuten

Zutaten

- 240 g Haferflocken
- 600 ml Mandeldrink, ungesüßt
- 1 walnussgroßes Stück Kurkuma
- 150 g Himbeeren
- 150 g Erdbeeren
- 2 TL Honig
- 2 TL Zimtpulver
- 2 EL Leinsamen
- optional: etwas Minze

Zubereitung

1. Die Haferflocken mit dem Mandeldrink in einen Topf geben und unter Rühren zum Kochen bringen. Dann vom Herd nehmen, den Topf mit einem Deckel verschließen und 5–10 Minuten quellen lassen.
2. In der Zwischenzeit die Kurkuma schälen und sehr fein reiben. Die Beeren verlesen, waschen und abtropfen lassen. Die Erdbeeren halbieren oder vierteln und dabei den Strunk herausschneiden.
3. Nach der Quellzeit das Porridge mit dem Honig süßen und Zimt sowie Kurkuma unterrühren.
4. Nun das Porridge in 4 Schüsseln verteilen. Die Beeren auf dem Porridge anrichten, den Leinsamen darüberstreuen und wenn gewünscht mit etwas Minze verzieren.

Nährwerte pro Portion:
290 kcal, 6,5 g Fett, 44 g Kohlenhydrate, 10,5 g Eiweiß, 11 g Ballaststoffe

Knuspergranola

Für 12 Portionen
(je ca. 2 EL)
Zubereitungszeit:
5 Minuten
+ 30 Minuten Backzeit

Zutaten

- 50 g Kokosöl
- 60 g Ahornsirup
- 50 g Haselnüsse, geschält
- 200 g 4-Korn-Flocken
- 50 g Sonnenblumenkerne
- 2 TL Zimt

Zubereitung

1. Den Backofen auf 180 °C Ober-/Unterhitze vorheizen. Ein Backblech mit Backpapier auslegen.
2. Das Kokosöl mit dem Ahornsirup in einen Topf geben, auf den Herd stellen und so lange erwärmen, bis das Öl flüssig ist.
3. Die Haselnüsse, wenn gewünscht, halbieren oder zerkleinern, sie können aber auch im Ganzen verwendet werden. Die 4-Korn-Flocken mit den Haselnüssen, den Sonnenblumenkernen und dem Zimt vermischen. Dann die Öl-Ahornsirup-Mischung darübergießen und alles sehr gut miteinander verrühren.
4. Das Granola gleichmäßig auf dem Backblech verteilen und auf der mittleren Schiene in den Ofen schieben.
5. Im vorgeheizten Ofen ca. 15 Minuten backen, dann mit einem Pfannenwender wenden. Weitere 15 Minuten backen. Während der letzten Minuten der Backzeit das Granola im Auge behalten, damit es nicht zu dunkel wird. Aus dem Ofen nehmen, wenn es schön gebräunt aussieht.
6. Dann auf dem Blech vollständig abkühlen lassen und erst danach in ein verschließbares Glas füllen. Das Granola ist ca. 2 Wochen haltbar.

! Tipp: Wenn Sie keine Haselnüsse mögen oder allergisch sind, können Sie diese natürlich weglassen oder stattdessen Mandeln oder andere Nüsse verwenden, auch gepuffter Amaranth passt wunderbar.
Genießen Sie Ihr Granola mit Magerquark, Skyr oder fettarmem Joghurt, den Sie mit Erythrit oder Flavour Drops süßen und mit Obst nach Wahl verfeinern können.

Nährwerte pro Portion:
165 kcal, 9,5 g Fett, 16 g Kohlenhydrate, 3,5 g Eiweiß, 2,3 g Ballaststoffe

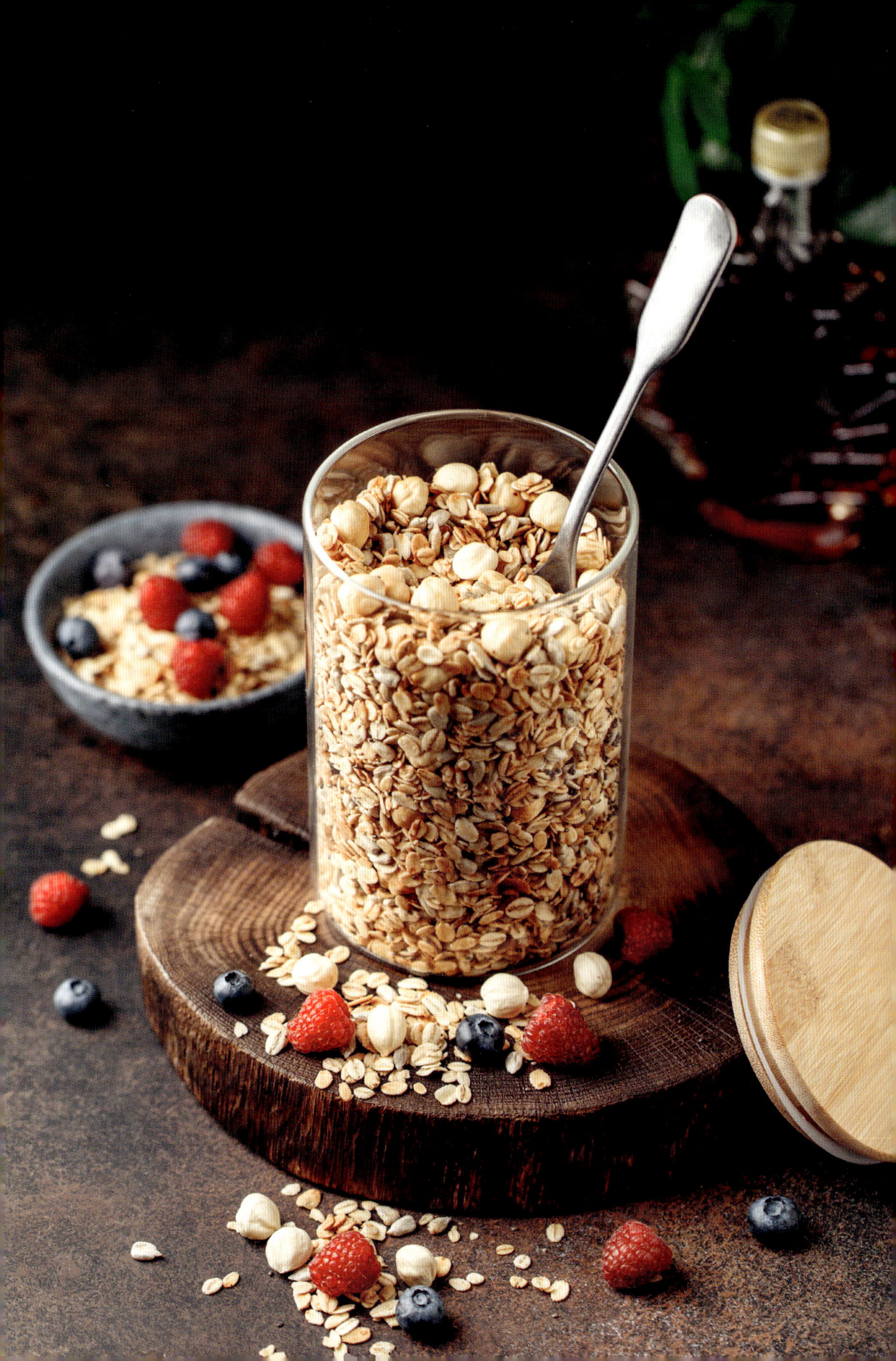

Fruchtige Smoothie-Bowl

Für 4 Portionen
Zubereitungszeit:
10 Minuten

Zutaten

- 100 g Himbeeren, TK
- 3 Orangen
- ½ Ananas
- 1 walnussgroßes Stück Ingwer
- 1 haselnussgroßes Stück Kurkuma
- 800 g Skyr
- ein paar Tropfen Flavour Drops Vanille
- 1 Kiwi
- 1 Banane
- 4 TL Chiasamen
- 4 EL Granola, z. B. Knuspergranola S. 60
- optional: etwas Zitronenmelisse

Zubereitung

1. Die Himbeeren aus dem Tiefkühlfach nehmen und etwas antauen lassen.
2. 2 Orangen auspressen, die andere Orange schälen und in Scheiben schneiden. Die Ananas schälen und in kleine Stücke schneiden. Ingwer und Kurkuma schälen und fein würfeln.
3. Die ausgepressten Orangen und die Ananas sowie die Ingwer- und Kurkumawürfel mit dem Skyr pürieren und anschließend nach Geschmack mit Flavour Drops süßen.
4. Die Kiwi und die Banane schälen und in Scheiben schneiden.
5. Den Smoothie in 4 Schüsseln geben und darauf das Obst verteilen. Jeweils 1 TL Chiasamen und 1 EL Granola darüberstreuen und wenn gewünscht noch mit ein paar Melisseblättchen garnieren.

Nährwerte pro Portion:
315 kcal, 3 g Fett, 44 g Kohlenhydrate, 23,5 g Eiweiß, 8 g Ballaststoffe

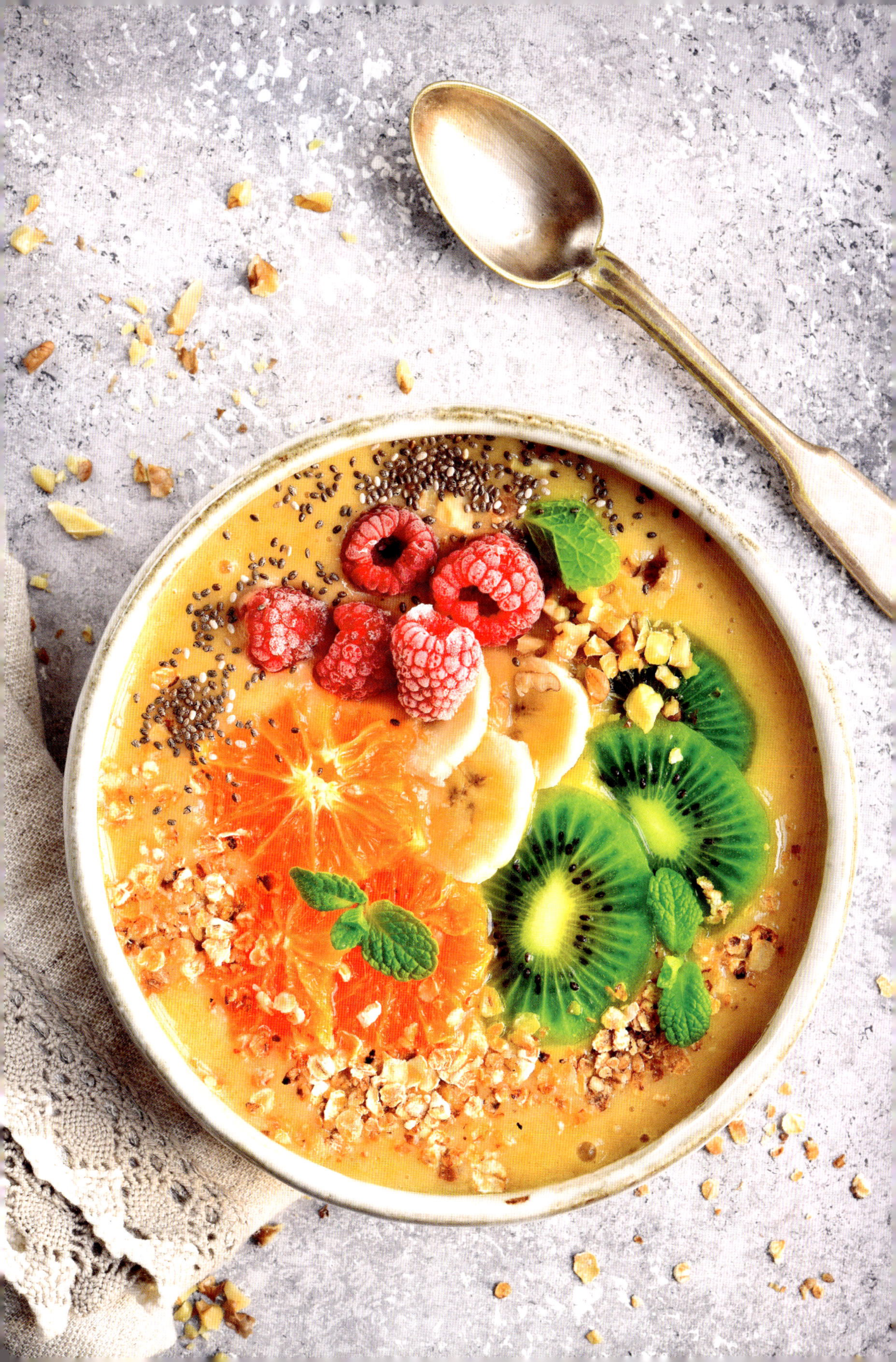

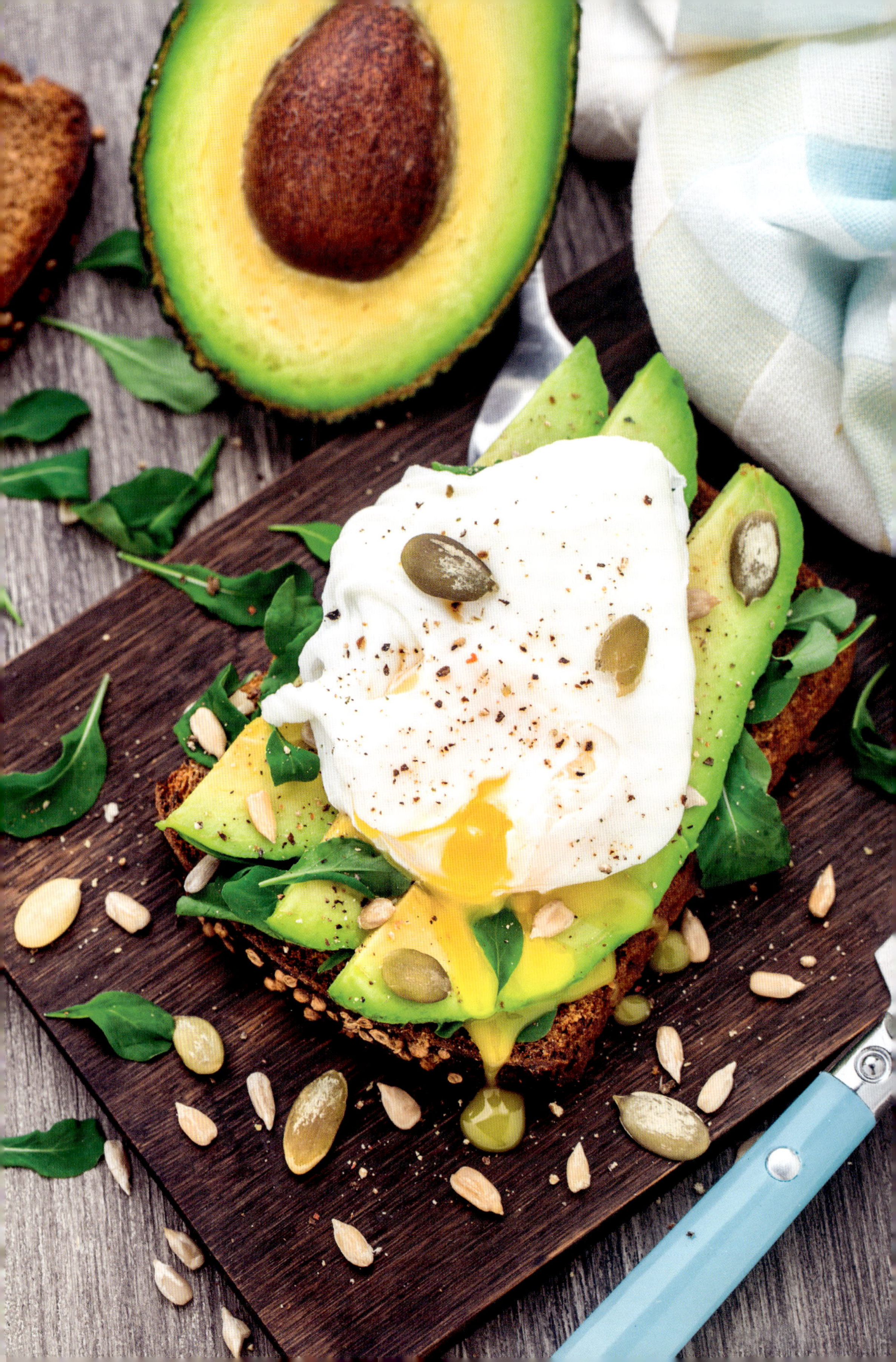

Brot mit Avocado und pochiertem Ei

Für 4 Portionen
Zubereitungszeit:
20 Minuten

Zutaten

- 100 g Babyspinat
- 1 Avocado
- 4 Eier, Größe M
- 2 l Wasser
- 3 EL Weißweinessig
- 4 Scheiben vollwertiges Brot
- Salz & bunter Pfeffer, aus der Mühle
- 2 EL gemischte Kerne, z. B. Kürbis- und Sonnenblumenkerne

Zubereitung

1. Den Spinat putzen, waschen und trocken schütteln. Die Avocado schälen, den Kern entfernen und die Avocado in Scheiben schneiden.
2. Die Eier in getrennten Tassen aufschlagen. Einen Topf mit dem Wasser zum Sieden bringen, das Wasser darf nicht sprudeln. Den Essig einrühren. Das Wasser mit einem Kochlöffel kräftig umrühren, sodass ein Strudel entsteht. In diesen Strudel vorsichtig ein Ei aus einer Tasse gleiten lassen und dort dann ohne weiteres Rühren ca. 3 Minuten stocken lassen. Das Ei vorsichtig mit einer Schaumkelle herausnehmen und auf einen mit Küchenpapier ausgelegten Teller geben. Mit den weiteren Eiern genauso verfahren.
3. Das Brot toasten, dann auf ein Kuchengitter geben und kurz abkühlen lassen.
4. Die Brotscheiben auf 4 Teller oder Brettchen legen und den Spinat darauf verteilen. Die Avocadoscheiben darauflegen und jeweils ein pochiertes Ei daraufsetzen. Leicht salzen und mit buntem Pfeffer bestreuen.
5. Die Kerne darüberstreuen und sofort servieren.

! Tipp: Wenn Sie bereits etwas geübter sind, können Sie auch 2 Eier gleichzeitig pochieren. Sollten Sie aber noch nie ein Ei pochiert haben, empfiehlt es sich, zunächst nur mit einem Ei pro Topf zu arbeiten.

Nährwerte pro Portion:
268 kcal, 14,5 g Fett, 21 g Kohlenhydrate, 13 g Eiweiß, 7 g Ballaststoffe

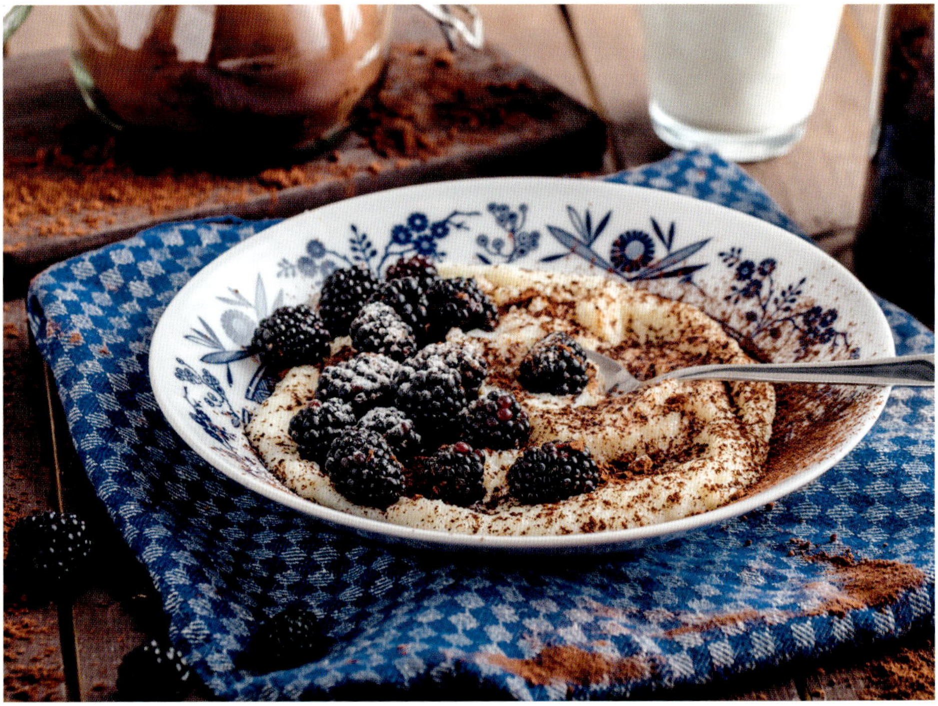

Haferbrei mit Brombeeren

Für 4 Portionen
Zubereitungszeit:
10 Minuten

Zutaten

- 240 g Haferkleie
- 2 EL Erdnussmus
- 600 ml Haferdrink, ungesüßt
- 200 g Brombeeren
- 2 TL Kakaopulver

Zubereitung

1. Haferflocken, Erdnussmus und Haferdrink in einen Topf geben und unter Rühren aufkochen. Vom Herd nehmen und 5–10 Minuten zugedeckt ausquellen lassen.
2. Zwischenzeitlich die Brombeeren waschen und trocken tupfen.
3. Den Haferbrei auf 4 Schälchen verteilen und die Brombeeren daraufgeben.
4. Den Kakao darüberstreuen und servieren.

Nährwerte pro Portion:
346 kcal, 11 g Fett, 48,5 g Kohlenhydrate, 12,5 g Eiweiß, 11,5 g Ballaststoffe

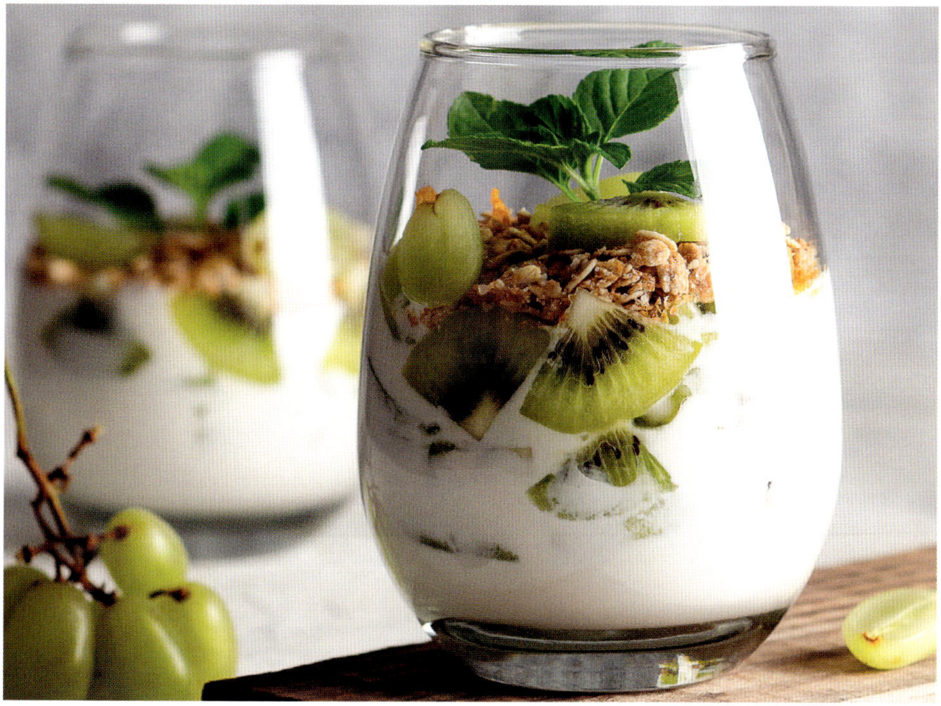

Quarkcreme mit Trauben und Kiwis

Für 4 Portionen
Zubereitungszeit: 10 Minuten

Zutaten

- 500 g Magerquark
- 500 g Skyr
- 2 TL Honig
- 200 g Trauben
- 2 Kiwis
- 4 EL Granola, z. B. Knuspergranola S. 60

Zubereitung

1. Den Quark mit dem Skyr glattrühren und mit dem Honig süßen.
2. Die Trauben waschen, trocken tupfen und halbieren. Die Kiwis schälen, in Scheiben schneiden und diese vierteln.
3. Die Hälfte des Obsts vorsichtig unter die Quarkcreme heben.
4. Die Quarkcreme auf 4 Gläser verteilen und das Granola darüberstreuen. Das restliche Obst daraufgeben und servieren.

Nährwerte pro Portion:
298 kcal, 2,3 g Fett, 35 g Kohlenhydrate, 32 g Eiweiß, 3,7 g Ballaststoffe

Dinkel-Leinsamen-Brötchen

Für 8 Brötchen
Zubereitungszeit:
10 Minuten
+ 20 Minuten Backzeit

Zutaten

- 150 g Dinkel-Vollkornmehl
- 50 g Leinmehl
- 50 g Mandelmehl, teilentölt
- 1 Pck. Backpulver
- ½ TL Salz
- 250 g Magerquark
- 1 Ei, Größe M
- 1 EL Leinsamen
- 1 EL Sesamsamen, weiß

Zubereitung

1. Den Backofen auf 190 °C Ober-/Unterhitze vorheizen und ein Backblech mit Backpapier auslegen.
2. Die Mehle miteinander mischen, dann das Backpulver und das Salz untermischen.
3. Den Quark gut mit dem Ei verrühren, dann die trockenen Zutaten hinzugeben und alles zusammen zu einem Teig kneten.
4. Aus dem Teig mit leicht angefeuchteten Händen 8 Brötchen formen und diese auf das Backblech setzen. Die Oberseite der Brötchen kreuzweise oder nach einem beliebigen Muster einschneiden, etwas befeuchten und mit Leinsamen und Sesam bestreuen.
5. Im vorgeheizten Backofen ca. 20 Minuten backen, bis sie goldbraun sind.
6. Dann aus dem Ofen nehmen und vor dem Verzehr auf einem Kuchengitter vollständig auskühlen lassen.

Nährwerte pro Brötchen:
312 kcal, 8 g Fett, 29,5 g Kohlenhydrate, 26 g Eiweiß, 11 g Ballaststoffe

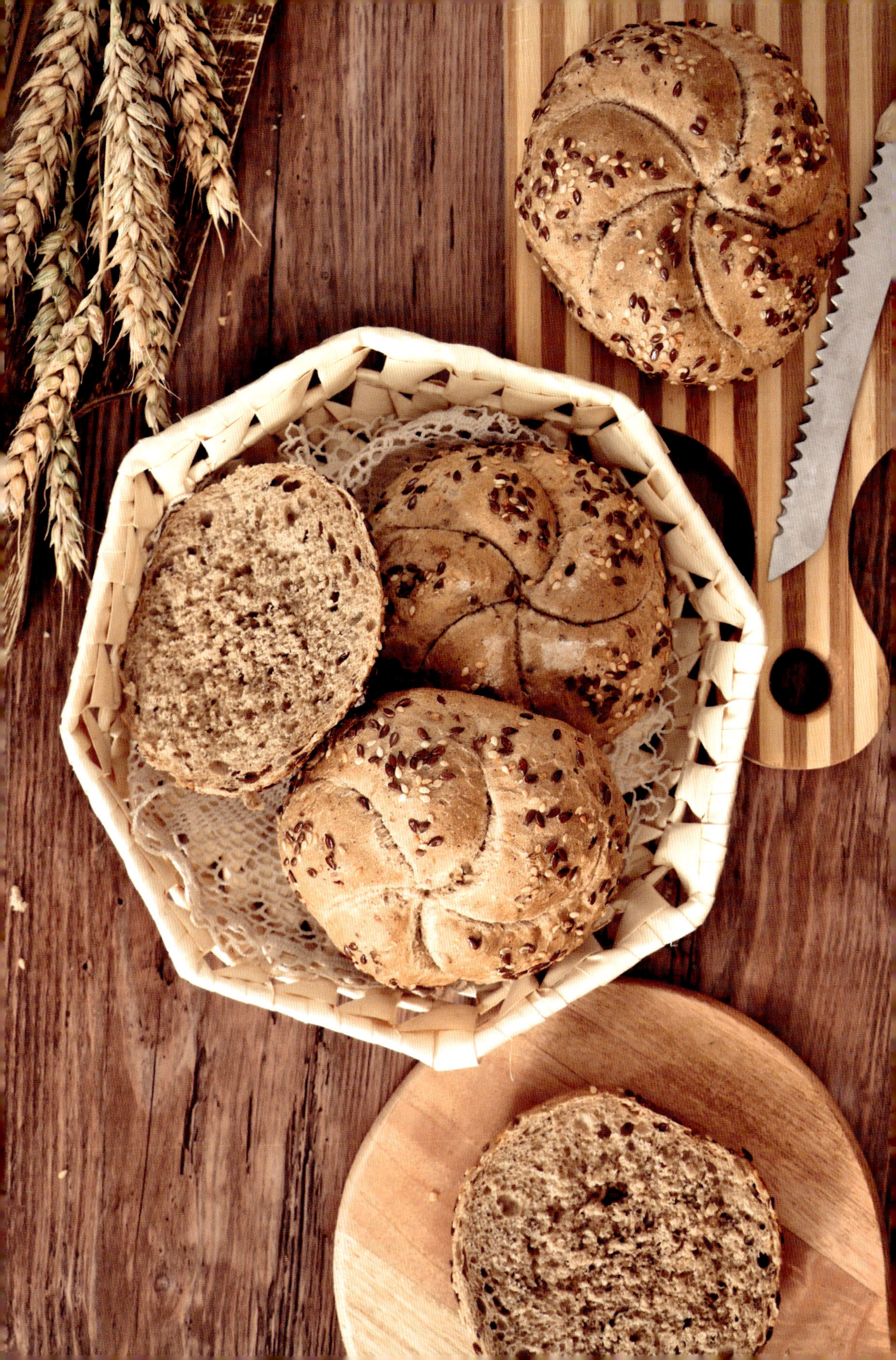

Suppen

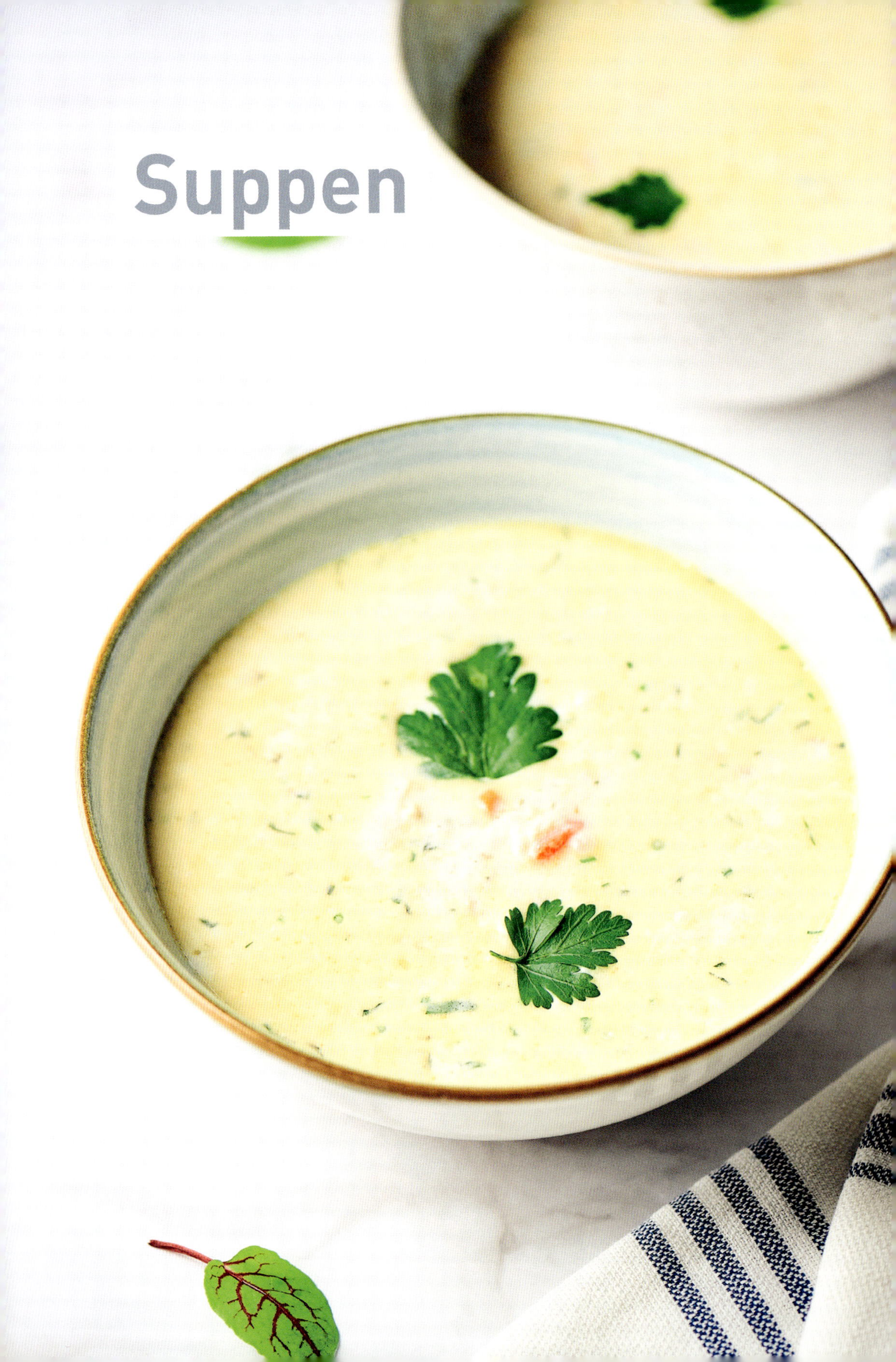

Knoblauch-Kokos-Suppe mit Hähnchen

Für 4 Portionen
Zubereitungszeit: 35 Minuten

Zutaten

- 4 Knoblauchzehen
- 2 Frühlingszwiebeln
- 1 Stange Staudensellerie
- 200 g Pastinaken
- 1 haselnussgroßes Stück Kurkuma
- 2 EL Olivenöl
- 800 ml Hühnerbrühe
- 250 g Hähnchenbrust
- Salz & Pfeffer
- ½ Bund Blattpetersilie
- 100 ml Kokosmilch, fettreduziert
- 2 EL Limettensaft

Zubereitung

1. Den Knoblauch schälen und in feine Würfel schneiden. Die Frühlingszwiebeln und den Sellerie waschen und putzen, dann in ca. 2 cm große Stücke schneiden. Die Pastinaken schälen und würfeln. Die Kurkuma schälen und fein reiben.
2. 1 EL Öl in einem Topf erhitzen und die Knoblauchwürfel darin anschwitzen. Das restliche Gemüse ebenfalls in den Topf geben. Mit der Hühnerbrühe auffüllen und aufkochen lassen.
3. Die Suppe bei geringer Hitze ca. 10 Minuten köcheln lassen.
4. In der Zwischenzeit die Hähnchenbrust waschen, trocken tupfen und in ca. 1 cm dicke Streifen schneiden. Die Streifen salzen und pfeffern. Das restliche Öl in einer Pfanne erhitzen und die Hähnchenstreifen darin ca. 3–4 Minuten von allen Seiten goldbraun braten. Dann aus der Pfanne nehmen.
5. Die Petersilie waschen, entstielen und bis auf einige Blättchen zur Deko fein hacken.
6. Die Suppe mit einem Stabmixer pürieren und dabei die Kokosmilch und den Limettensaft hineingeben. Danach nicht mehr kochen lassen.
7. Die gehackte Petersilie unterrühren und die Hähnchenstreifen hineingeben.
8. Die Suppe auf 4 Teller verteilen, mit der zurückbehaltenen Petersilie anrichten und servieren.

Nährwerte pro Portion:
385 kcal, 24 g Fett, 14 g Kohlenhydrate, 29 g Eiweiß, 3 g Ballaststoffe

Spinatcremesuppe mit Lachs

Für 4 Portionen
Zubereitungszeit:
35 Minuten

Zutaten

- 700 g Blattspinat
- 2 Zwiebeln
- 1 Knoblauchzehe
- 1 EL Olivenöl
- 800 ml Hühnerbrühe
- Salz & Cayennepfeffer
- Muskatnuss, gemahlen
- 2 Frühlingszwiebeln
- 200 g Räucherlachs
- 80 ml Kochsahne, 7 % Fett

Zubereitung

1. Den Spinat verlesen, waschen und grob hacken. Die Zwiebeln und den Knoblauch schälen und fein würfeln.
2. Das Öl in einem großen Topf erhitzen. Die Zwiebeln und den Knoblauch darin glasig andünsten, dann den Spinat zugeben und zusammenfallen lassen.
3. Mit der Brühe ablöschen und ca. 15 Minuten garen.
4. Dann die Suppe fein pürieren und mit Salz, Cayennepfeffer und Muskatnuss abschmecken.
5. Die Frühlingszwiebeln waschen, trocken tupfen und in feine Ringe schneiden. Diese unter die pürierte Suppe rühren und ca. 2 Minuten erhitzen. Die Suppe anschließend vom Herd nehmen.
6. Den Lachs in kleine Stücke schneiden oder zupfen. Die Sahne steifschlagen und unter die Suppe ziehen.
7. Die Suppe in Tellern oder Schüsseln anrichten, den Lachs darauf verteilen und servieren.

Nährwerte pro Portion:
320 kcal, 20 g Fett, 6,5 g Kohlenhydrate, 28 g Eiweiß, 6,2 g Ballaststoffe

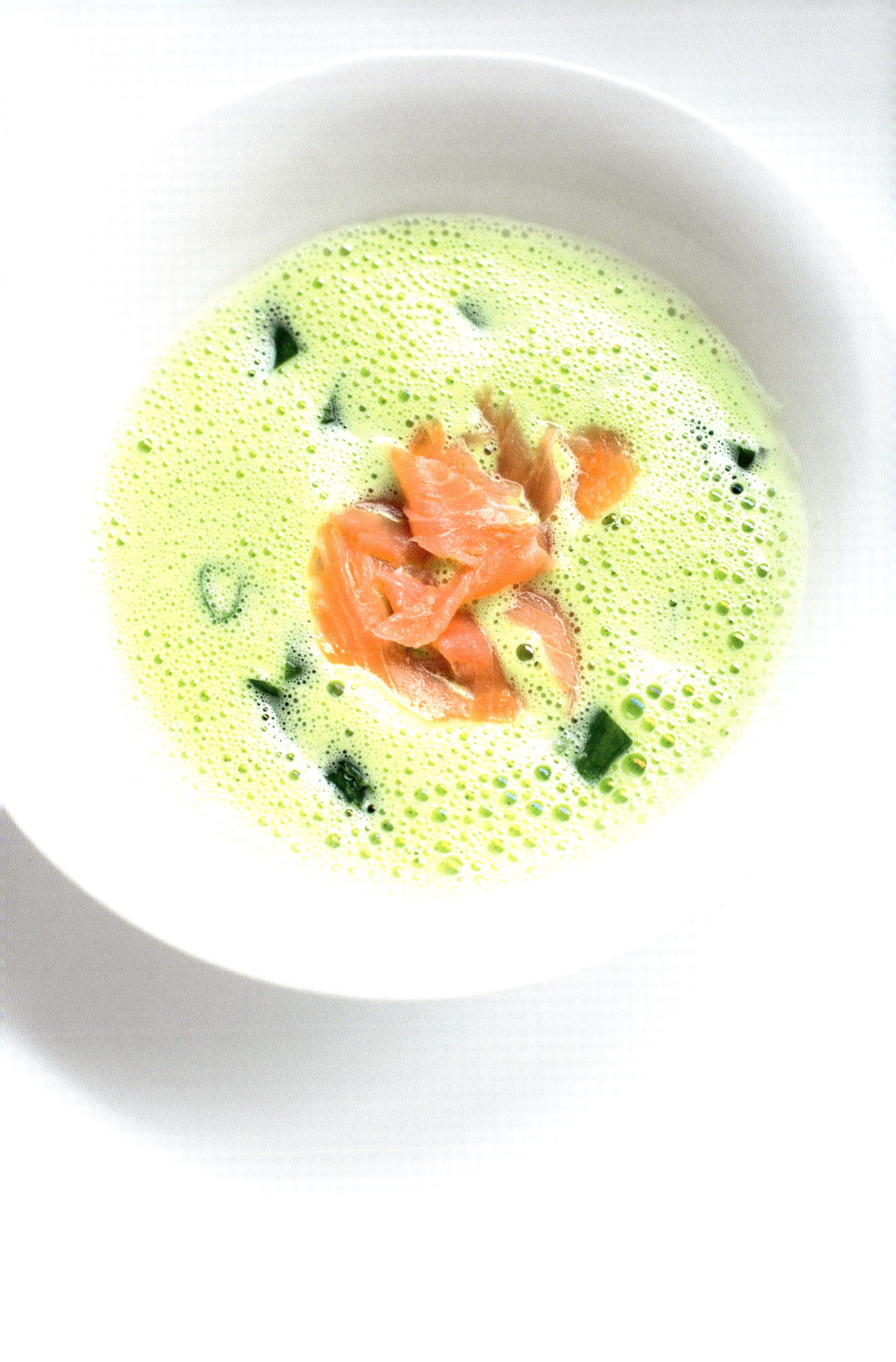

Zwiebelsuppe

Für 4 Portionen
Zubereitungszeit:
30 Minuten

Zutaten

- 6 große Gemüsezwiebeln
- 2 Knoblauchzehen
- 1 EL Olivenöl
- 2 Stiele Thymian
- 800 ml Gemüsebrühe
- Salz & Pfeffer

Zubereitung

1. Die Zwiebeln schälen, halbieren und in feine Halbmonde schneiden. Den Knoblauch schälen und sehr fein würfeln.
2. Das Öl in einem Topf erhitzen und die Zwiebeln sowie den Knoblauch darin ca. 2–3 Minuten glasig dünsten.
3. Unterdessen den Thymian waschen, trocken schütteln, die Blättchen von den Stielen zupfen und hacken.
4. Die Gemüsebrühe angießen, den Thymian einrühren und die Suppe bei geringer Hitze ca. 20 Minuten köcheln lassen.
5. Die Suppe anschließend mit Salz und Pfeffer abschmecken, in Tellern oder Schalen anrichten und servieren.

Nährwerte pro Portion:
190 kcal, 7 g Fett, 24 g Kohlenhydrate, 6,5 g Eiweiß, 8 g Ballaststoffe

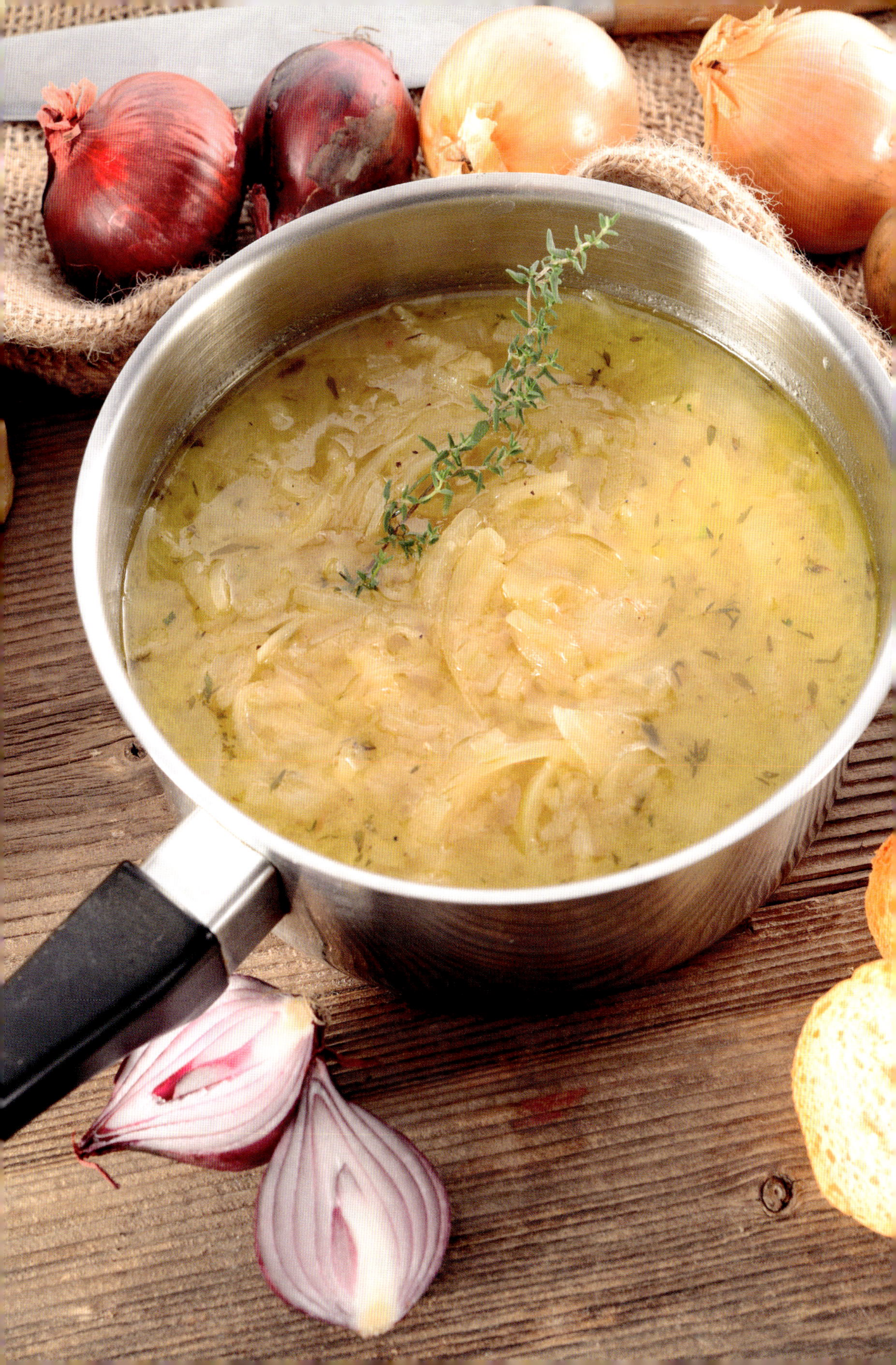

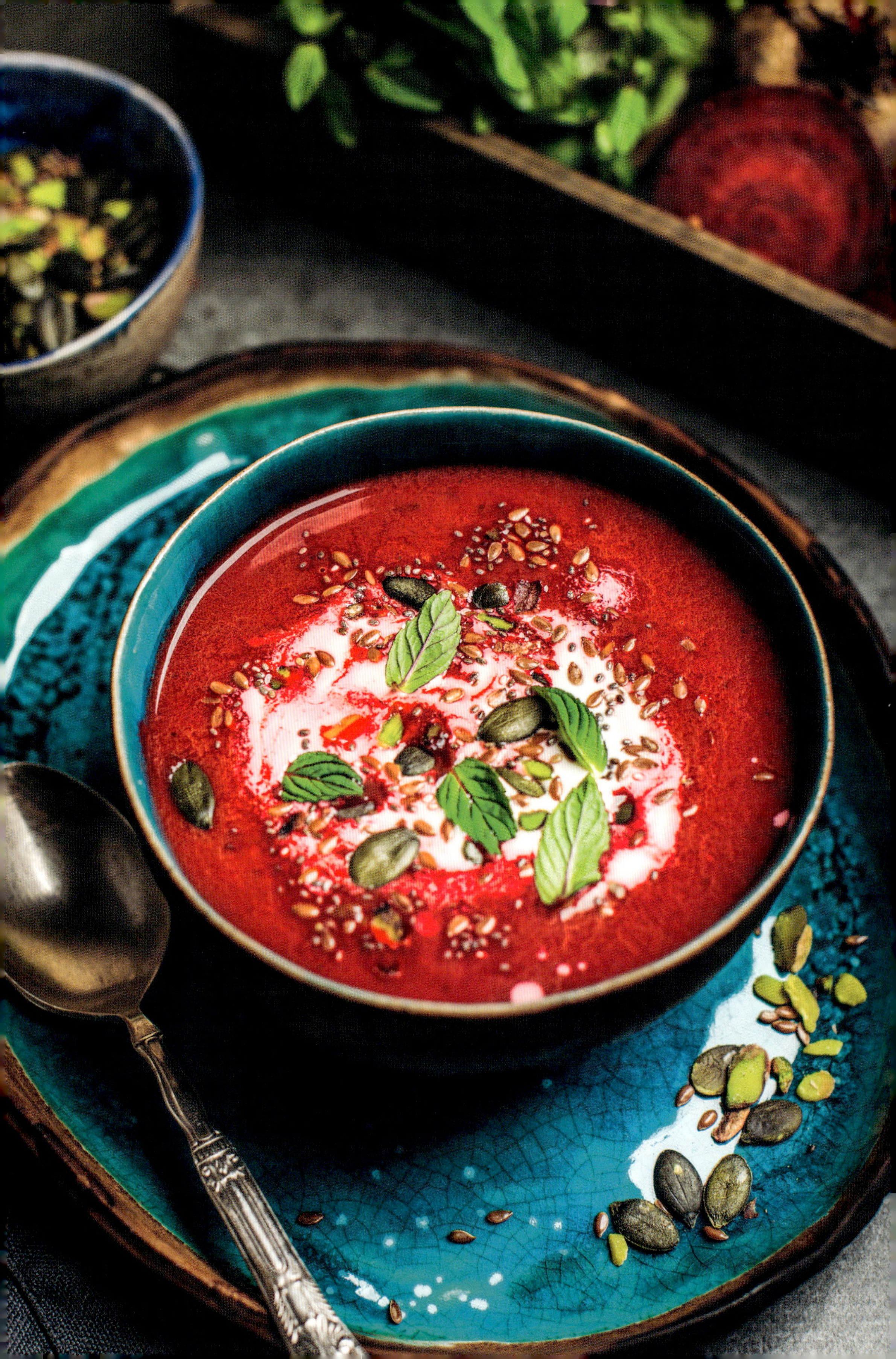

Rote Bete-Suppe

Für 4 Portionen
Zubereitungszeit:
40 Minuten

Zutaten

- 1 Zwiebel
- 1 Knoblauchzehe
- 150 g Kartoffeln
- 150 g Knollensellerie
- 1 EL Rapsöl
- 1 l Gemüsebrühe
- 500 g Rote Bete, vorgegart
- 2 Stängel Minze
- 1 EL Kürbiskerne
- 1 EL Leinsamen
- 1 EL Chiasamen
- Salz & Pfeffer
- 4 TL Crème légère

Zubereitung

1. Die Zwiebel und den Knoblauch schälen und fein würfeln. Die Kartoffeln und den Sellerie schälen und klein würfeln.
2. Das Öl in einem Suppentopf erhitzen und darin die Zwiebel- und Knoblauchwürfel glasig andünsten.
3. Kartoffeln und Sellerie dazugeben, kurz anrösten und dann mit der Gemüsebrühe ablöschen. Dann ca. 15 Minuten kochen lassen.
4. In der Zwischenzeit die Rote Bete würfeln. Diese nach den 15 Minuten Kochzeit zur Suppe geben und weitere 5–10 Minuten kochen lassen, bis das Gemüse gar ist.
5. Die Minze waschen und vom Stiel zupfen.
6. Die Kerne in einer Pfanne ohne Fettzugabe leicht anrösten.
7. Wenn alles gar ist, die Suppe pürieren, abschmecken und mit Salz und Pfeffer würzen.
8. In Tellern oder Schalen anrichten, jeweils 1 TL Crème légère daraufgeben, die Kerne darüberstreuen und mit der Minze garnieren.

Nährwerte pro Portion:
215 kcal, 11,5 g Fett, 19,5 g Kohlenhydrate, 7,5 g Eiweiß, 9,7 g Ballaststoffe

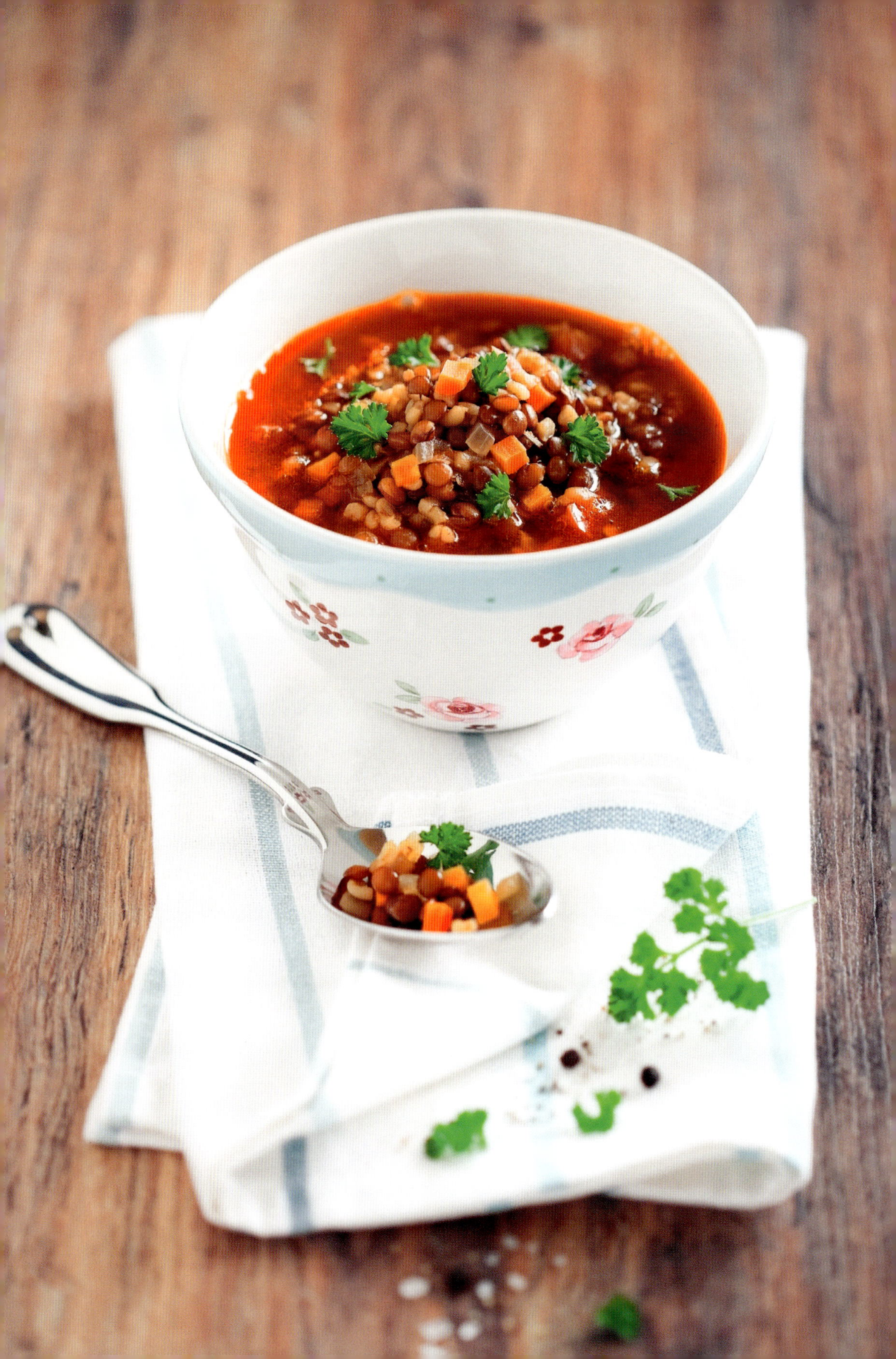

Linsen-Graupen-Eintopf

Für 4 Portionen
Zubereitungszeit:
45 Minuten

Zutaten

- 1 große Zwiebel
- 3 Möhren
- 150 g Knollensellerie
- 2 Knoblauchzehen
- ½ Chilischote
- 1 EL Rapsöl
- 200 g Pardina-Linsen
- 100 g Perlgraupen
- 1,2 l Gemüsebrühe
- 1 TL Weißweinessig
- 2 TL Tomatenmark
- 1 TL Paprikapulver
- 2 Stängel Petersilie
- Salz & Pfeffer, nach Belieben

Zubereitung

1. Die Zwiebel, die Möhren und den Sellerie schälen und sehr fein würfeln. Die Knoblauchzehen schälen und ganz fein hacken. Die Chilischote waschen, halbieren, das Kerngehäuse entfernen und sehr fein würfeln.
2. Das Öl in einem Suppentopf erhitzen und das vorbereitete Gemüse darin andünsten.
3. Dann die Linsen und die Graupen in den Topf geben, die Gemüsebrühe angießen und den Essig sowie das Tomatenmark und Paprikapulver zufügen und den Eintopf mit geschlossenem Deckel ca. 20–25 Minuten köcheln lassen.
4. In der Zwischenzeit die Petersilie waschen, trocken schütteln und klein zupfen.
5. Den Eintopf abschmecken und nach Belieben mit etwas mehr Essig sowie Salz, Pfeffer und Paprikapulver würzen.
6. Dann den Eintopf in Tellern oder Schalen anrichten, die Petersilie daraufgeben und servieren.

Nährwerte pro Portion:
348 kcal, 9 g Fett, 47 g Kohlenhydrate, 18 g Eiweiß, 16,5 g Ballaststoffe

Brokkolicremesuppe

Für 4 Portionen
Zubereitungszeit:
30 Minuten

Zutaten

- 600 g Brokkoli
- 1 große Zwiebel
- 1 Knoblauchzehe
- 2 Stiele Thymian
- 1 TL Rapsöl
- 800 ml Gemüsebrühe
- 100 ml Kochsahne, 7 % Fett
- Salz & Pfeffer, nach Belieben

Zubereitung

1. Den Brokkoli putzen, waschen und zerkleinern. Die Zwiebel und den Knoblauch schälen und würfeln. Den Thymian waschen, trocken schütteln und vom Stiel zupfen.
2. Das Öl in einem Suppentopf erhitzen, die Zwiebel- und Knoblauchwürfel darin glasig anbraten und den Brokkoli und den Thymian kurz mitdünsten.
3. Dann die Brühe angießen und aufkochen lassen. Bei kleiner Hitze ca. 15 Minuten köcheln lassen.
4. Wenn der Brokkoli gar ist, 4 Röschen herausnehmen, dann die Suppe fein pürieren, die Hälfte der Sahne einrühren und mit Salz und Pfeffer abschmecken.
5. Die Suppe in 4 Schalen füllen, jeweils einen Klecks Sahne und ein Brokkoliröschen daraufgeben und servieren.

Nährwerte pro Portion:
125 kcal, 6,8 g Fett, 8,5 g Kohlenhydrate, 6,8 g Eiweiß, 6,8 g Ballaststoffe

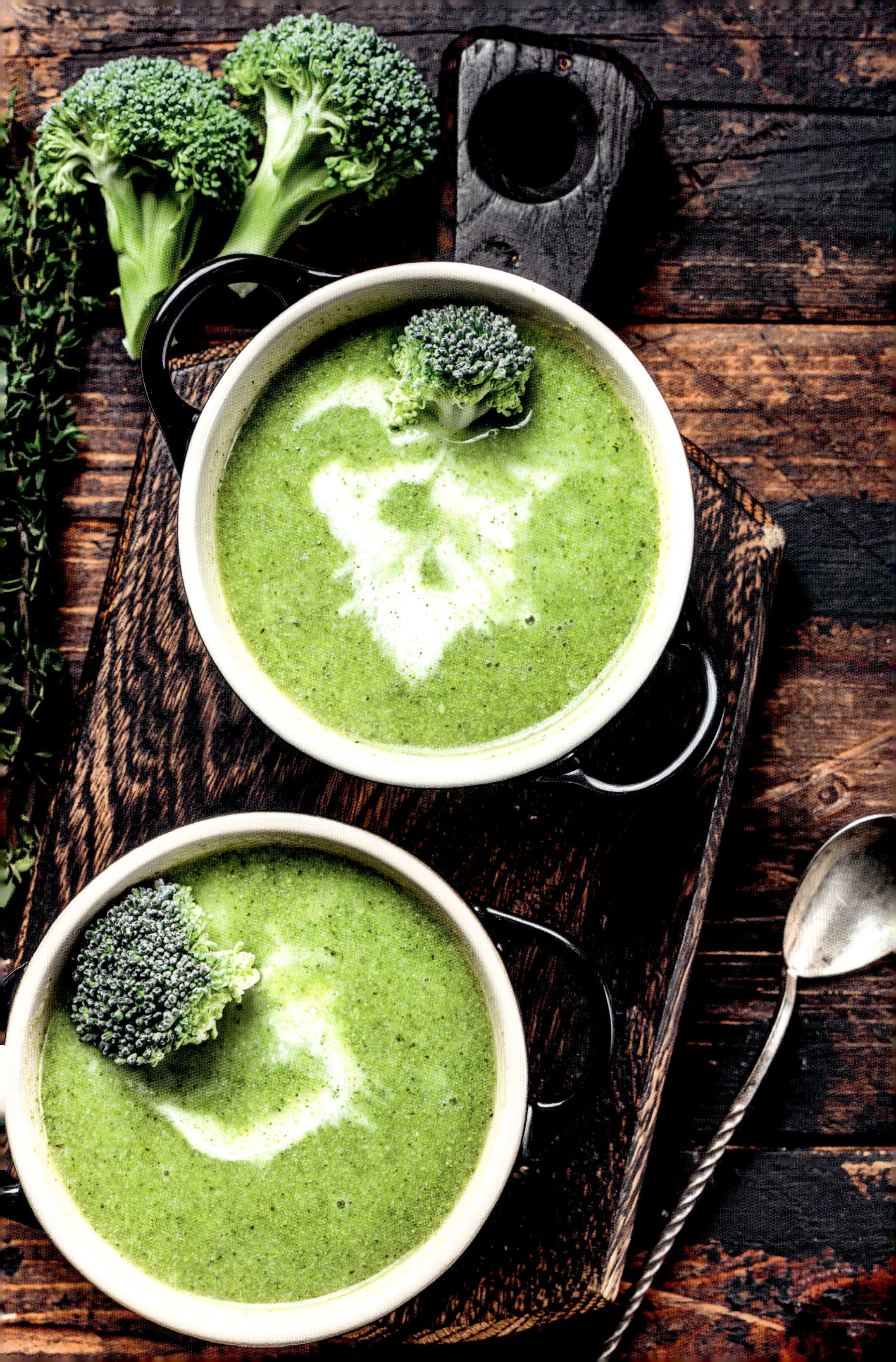

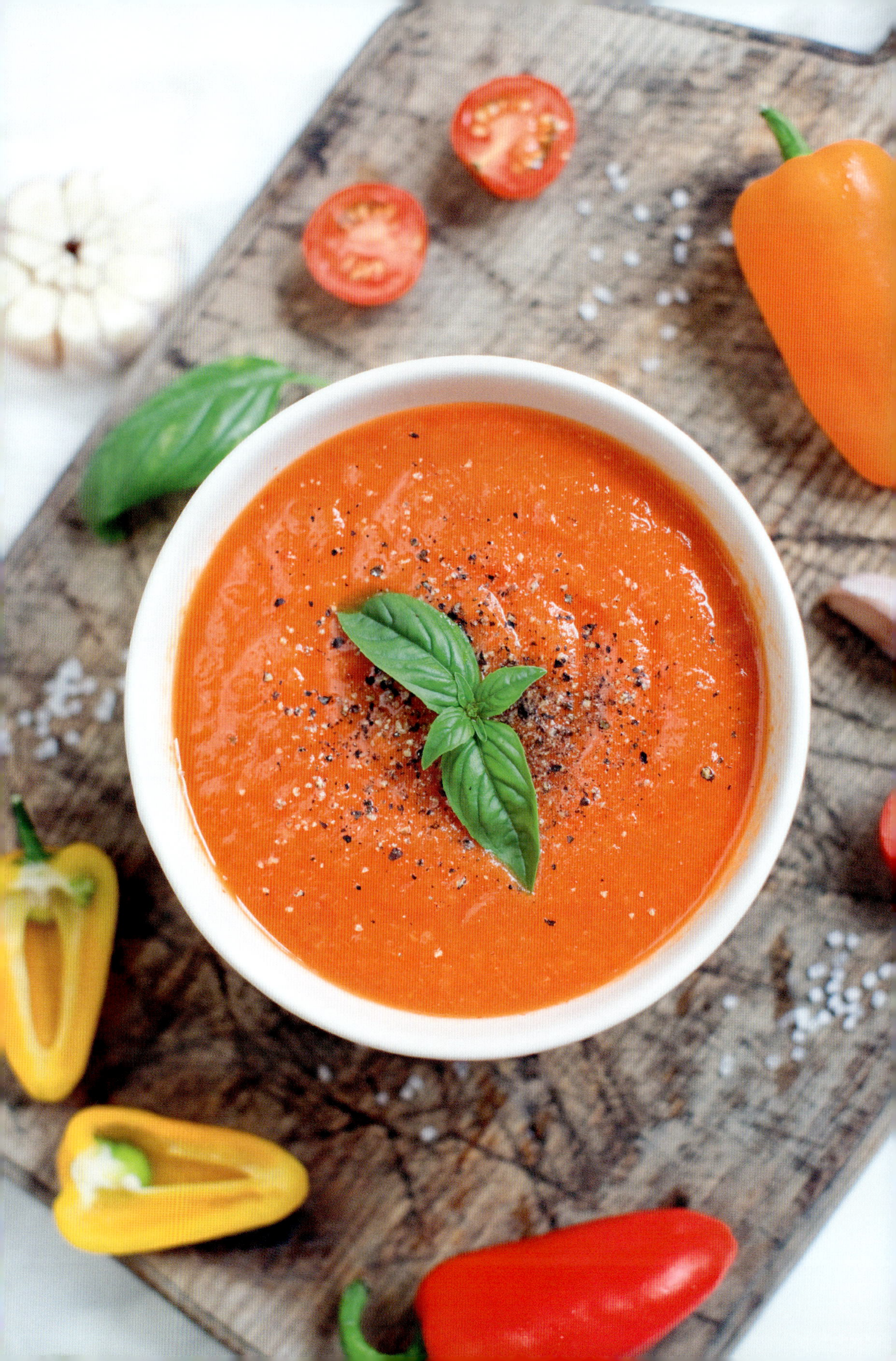

Paprikasuppe mit Chili

Für 4 Portionen
Zubereitungszeit: 20 Minuten

Zutaten

- 3 Paprikaschoten, rot, orange und gelb
- 1 Chilischote, rot
- 2 Tomaten
- 2 Zwiebeln
- 1 Knoblauchzehe
- 1 EL Olivenöl
- 2 EL Tomatenmark
- 800 ml Gemüsebrühe
- Salz, Cayennepfeffer & Paprikapulver
- 2 Stiele Basilikum
- bunter Pfeffer, aus der Mühle

Zubereitung

1. Die Paprikaschoten und die Chilischote halbieren, entkernen und waschen. Die Paprikaschoten grob würfeln, die Chilischote fein hacken. Die Tomaten waschen, vom Strunk befreien und würfeln. Die Zwiebeln und den Knoblauch schälen und klein hacken.
2. Das gesamte Gemüse in einem Topf in heißem Öl andünsten. Danach das Tomatenmark kurz mit anschwitzen. Mit der Gemüsebrühe ablöschen und mit Salz, Cayennepfeffer und Paprikapulver würzen. Die Suppe dann zugedeckt ca. 10 Minuten köcheln lassen.
3. Unterdessen das Basilikum waschen, trocken tupfen und von den Stielen zupfen.
4. Nach dem Kochen die Suppe pürieren, nochmals abschmecken und nach Belieben nachwürzen.
5. Die Suppe in Tellern oder Schalen anrichten, mit etwas buntem Pfeffer bestreuen, die Basilikumblättchen darauf anrichten und servieren.

Nährwerte pro Portion:
142 kcal, 6 g Fett, 196 g Kohlenhydrate, 5 g Eiweiß, 8 g Ballaststoffe

Salate

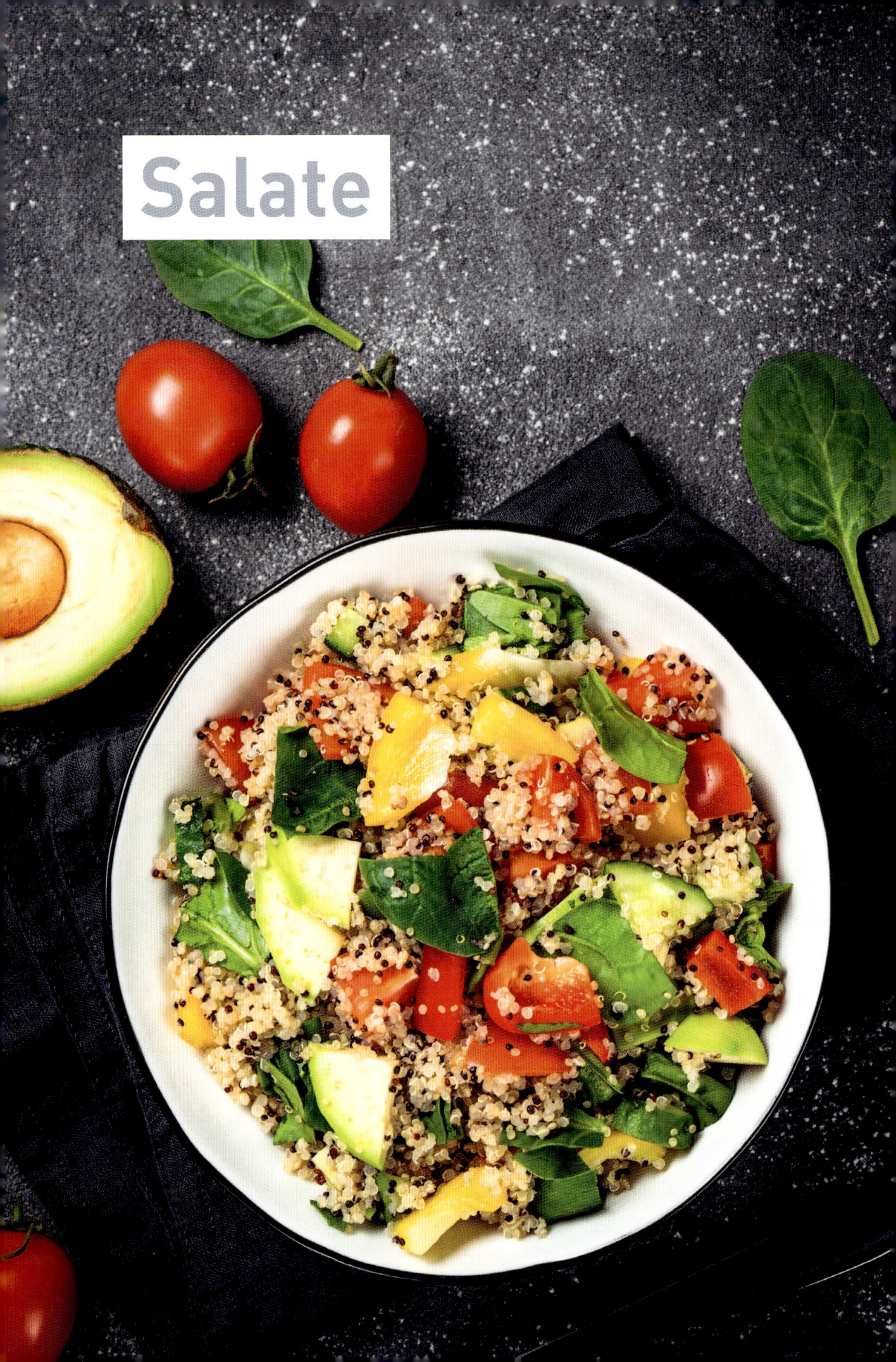

Quinoasalat mit Avocado

Für 4 Portionen
Zubereitungszeit:
35 Minuten

Zutaten

Für den Salat

- 200 g Quinoa
- 200 g Babyspinat
- 1 Paprikaschote, rot
- 1 Paprikaschote, gelb
- 200 g Kirschtomaten
- 2 Limetten
- 2 Avocados

Für das Dressing

- 1 Orange
- 3 EL Walnussöl
- 1 TL Honig
- 1 Msp. Chilipulver
- 1 Msp. Ingwerpulver
- Salz & Pfeffer

Zubereitung

1. Die Quinoa in ein Sieb geben, abspülen und nach Packungsanweisung garen.
2. In der Zwischenzeit den Spinat waschen und trocken schleudern. Die Paprikaschoten putzen, der Länge nach aufschneiden, waschen, die Kerne entfernen und in mundgerechte Stücke schneiden. Die Tomaten waschen, trocken tupfen und vierteln.
3. Die Limetten auspressen. Die Avocados schälen, vom Kern befreien und in kleine Stücke schneiden. Sofort mit ein wenig Limettensaft beträufeln, damit sie nicht braun werden.
4. Den Saft der Orange auspressen und mit dem restlichen Limettensaft, dem Walnussöl sowie dem Honig, Chilipulver, Ingwerpulver, Salz und Pfeffer verrühren.
5. Die Quinoa mit den restlichen Salatzutaten mischen. Das Dressing darübergeben und unterrühren.

Nährwerte pro Portion:
449 kcal, 22 g Fett, 50 g Kohlenhydrate, 10,7 g Eiweiß, 12 g Ballaststoffe

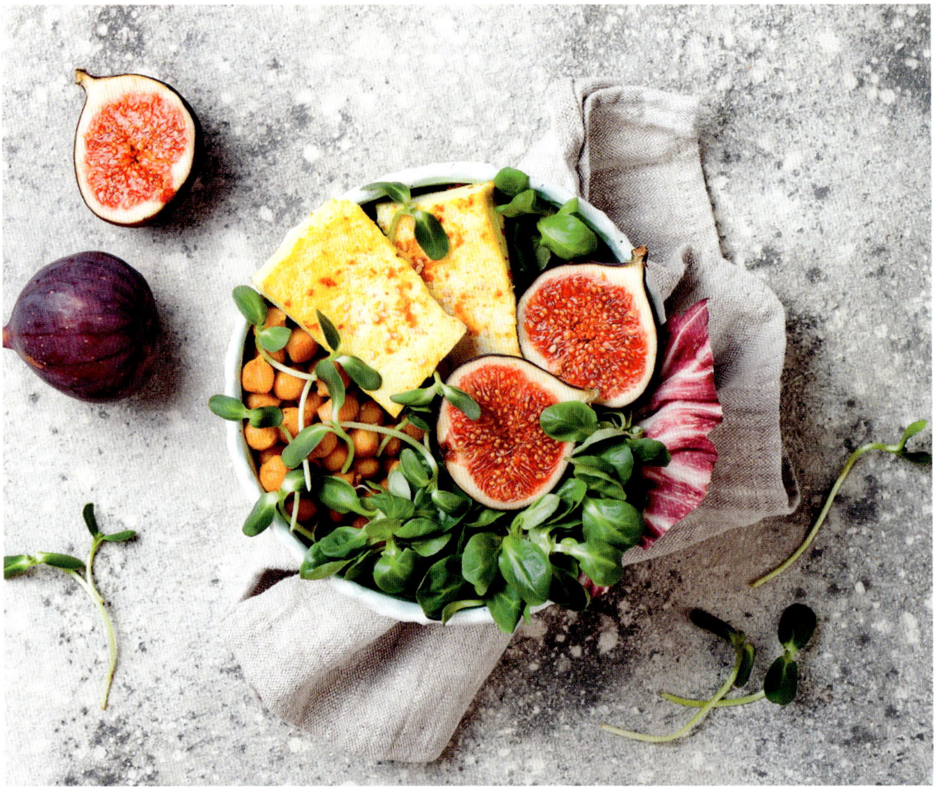

Feldsalat-Tofu-Bowl

Für 4 Portionen
Zubereitungszeit:
50 Minuten

Zutaten

Für die gerösteten Kichererbsen

- 200 g Kichererbsen (Dose)
- 2 TL Olivenöl
- Salz, Pfeffer & Paprikapulver

Für den Salat

- 400 g Tofu
- 1 Limette
- 1 TL Kurkuma, gemahlen
- 2 TL Rapsöl
- 400 g Feldsalat
- 100 g Radicchio
- 4 Feigen
- 2 EL Sesam, weiß und schwarz

Für das Dressing

- 1 Chilischote
- 1 walnussgroßes Stück Ingwer
- 2 EL Zitronensaft
- 2 EL Leinöl
- 2 TL Ahornsirup
- Salz & Pfeffer
- Paprikapulver
- Zimt, gemahlen
- Kreuzkümmel, gemahlen

Zubereitung

1. Für die gerösteten Kichererbsen den Backofen auf 180 °C Umluft vorheizen und ein Backblech mit Backpapier auslegen. Die Kichererbsen in ein Sieb geben, gut durchspülen und abtropfen lassen. Danach sehr gut abtrocknen – je trockener sie sind, desto knuspriger werden sie. Die Kichererbsen in einer Schüssel mit dem Öl und den Gewürzen verrühren und dann auf dem Backblech ausbreiten. Im heißen Ofen ca. 30 Minuten rösten, dabei ab und zu das Blech schütteln, damit die Kichererbsen von allen Seiten rösten. Dann aus dem Ofen nehmen und auskühlen lassen.
2. Unterdessen den Tofu in ca. 1 cm dicke Scheiben schneiden. Die Limette heiß abwaschen, trocken tupfen, die Schale reiben und den Saft auspressen. 2 EL Wasser mit Limettenschale und -saft und Kurkuma verrühren. Den Tofu mit der Marinade einpinseln.
3. Das Rapsöl in einer Pfanne erhitzen und den Tofu darin von beiden Seiten je 2–3 Minuten braten, dann herausnehmen.
4. Den Feldsalat und den Radicchio putzen, waschen und trocken schleudern. Den Radicchio etwas klein zupfen. Die Feigen waschen, trocken tupfen und halbieren.
5. Für das Dressing die Chilischote waschen, halbieren, das Kerngehäuse entfernen und sehr fein würfeln. Den Ingwer schälen und fein reiben. Zitronensaft, Leinöl, Ahornsirup und 2 EL Wasser gut verrühren. Dann je eine Prise Salz, Pfeffer, Paprika und Zimt hinzugeben, Chili und Ingwer unterrühren, abschmecken und ggf. nachwürzen.
6. Die Salate und die Kichererbsen in 4 Schüsseln verteilen, darauf jeweils 2 Feigenhälften und ein Viertel des Tofus legen. Mit etwas Sesam bestreuen und das Dressing dazureichen.

Nährwerte pro Portion:

470 kcal, 28 g Fett, 26 g Kohlenhydrate, 25 g Eiweiß, 8 g Ballaststoffe

Linsensalat mit Rucola

Für 4 Portionen
Zubereitungszeit:
30 Minuten

Zutaten

Für den Salat

- 150 g braune Linsen
- 300 ml Gemüsebrühe
- 1 Granatapfel
- 200 g Rucola
- ½ Bund Blattpetersilie
- 150 g Rote Bete, vorgegart

Für das Dressing

- 1 Limette
- 1 Knoblauchzehe
- 50 g Tahini
- 2 TL Ahornsirup
- 2 EL Sesamöl
- Salz & Pfeffer
- 1 Prise Kreuzkümmel, gemahlen

Zubereitung

1. Die Linsen mit der Gemüsebrühe in einen Topf geben, aufkochen lassen und ca. 8–10 Minuten köcheln lassen. Danach vom Herd nehmen und abkühlen lassen.
2. In der Zwischenzeit die Kerne aus dem Granatapfel lösen.
3. Den Rucola waschen und trocken schütteln. Die Petersilie waschen, trocken schütteln und die Blättchen von den Stielen zupfen.
4. Die Rote Bete in mundgerechte Stücke schneiden.
5. Für das Dressing die Limette auspressen. Die Knoblauchzehe schälen und durch eine Knoblauchpresse drücken. Limettensaft, Knoblauch, Tahini, Ahornsirup und Sesamöl gut miteinander verrühren. Ein wenig Wasser zugießen, bis eine cremige Konsistenz entsteht. Das Dressing mit Salz, Pfeffer und Kreuzkümmel würzen.
6. Den Rucola mit der Petersilie mischen und auf 4 Schalen verteilen. Die Linsen mit den Granatapfelkernen sowie der Roten Bete mischen und diese auf dem Salat verteilen.
7. Auf jede Salatschüssel etwas Dressing geben und das restliche Dressing dazureichen.

Nährwerte pro Portion:
327 kcal, 14 g Fett, 36 g Kohlenhydrate, 14 g Eiweiß, 11 g Ballaststoffe

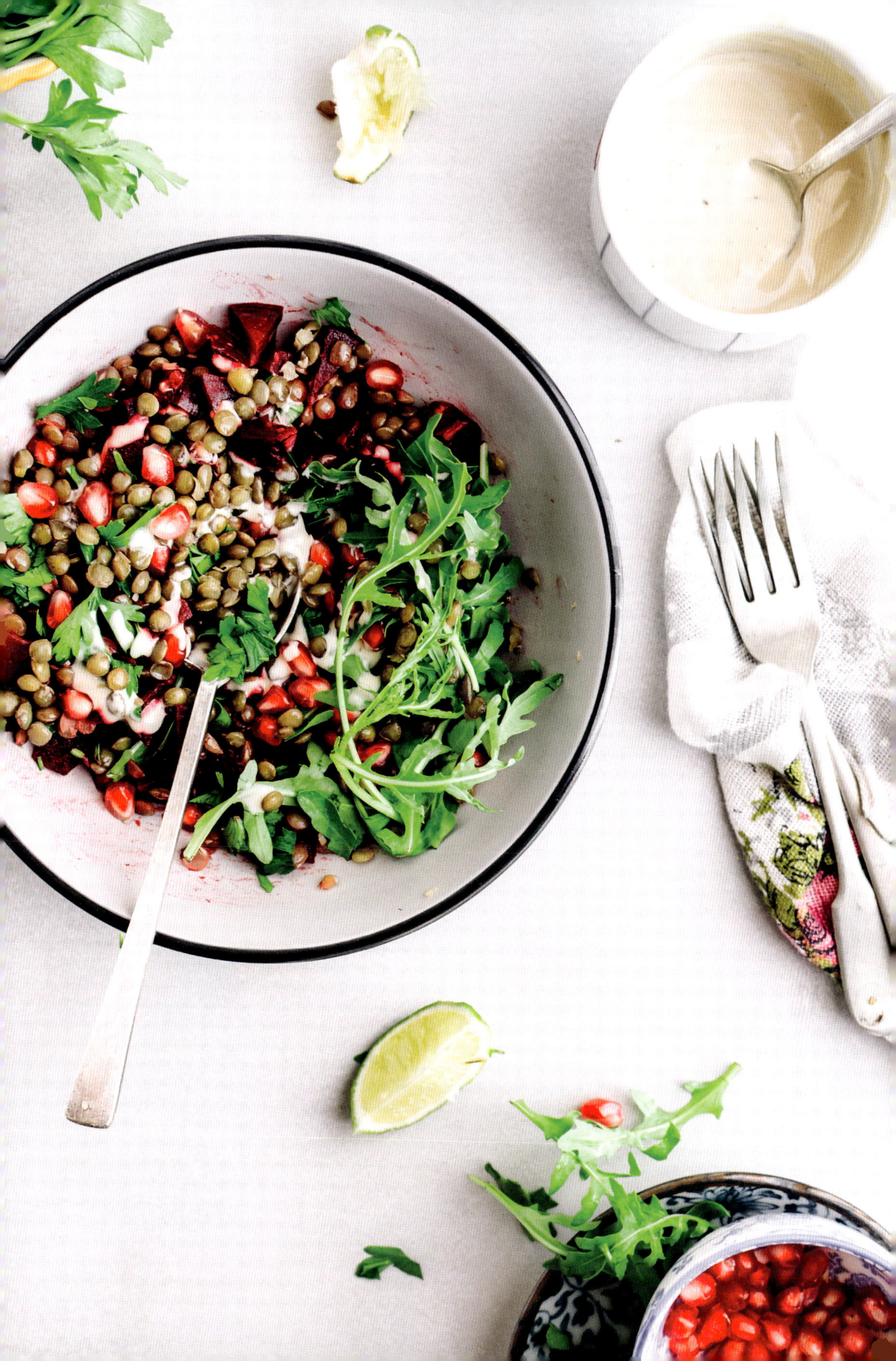

Bunter Bohnensalat

Für 4 Portionen
Zubereitungszeit:
35 Minuten + Wartezeit

Zutaten

Für den Salat

- 200 g Kartoffeln, festkochend
- Salz
- 800 g grüne Bohnen
- 2 rote Zwiebeln
- ½ Bund Petersilie
- 100 g Oliven, ohne Stein
- 2 EL Sesam

Für das Dressing

- 2 EL Sesamöl
- 2 EL Aceto balsamico, hell
- 2 TL Senf, grobkörnig
- Salz & Pfeffer

Zubereitung

1. Die Kartoffeln schälen, würfeln und 15–20 Minuten in Salzwasser gar kochen.
2. Die Bohnen putzen, waschen und ca. 5 Minuten in Salzwasser kochen, bis sie bissfest sind.
3. Danach die Kartoffeln und die Bohnen abgießen und etwas abkühlen lassen.
4. In der Zwischenzeit die Zwiebeln schälen und in feine Ringe schneiden. Die Petersilie waschen, trocken schütteln und etwas klein hacken. Die Oliven, falls sie recht groß sind, halbieren.
5. Für das Dressing das Sesamöl mit dem Essig, dem Senf sowie je einer Prise Salz und Pfeffer verrühren.
6. Die abgekühlten Kartoffeln und Bohnen mit den Zwiebeln, der Petersilie, den Oliven, dem Sesam und dem Dressing gut verrühren und servieren.

Nährwerte pro Portion:
215 kcal, 11,5 g Fett, 19 g Kohlenhydrate, 8 g Eiweiß, 9 g Ballaststoffe

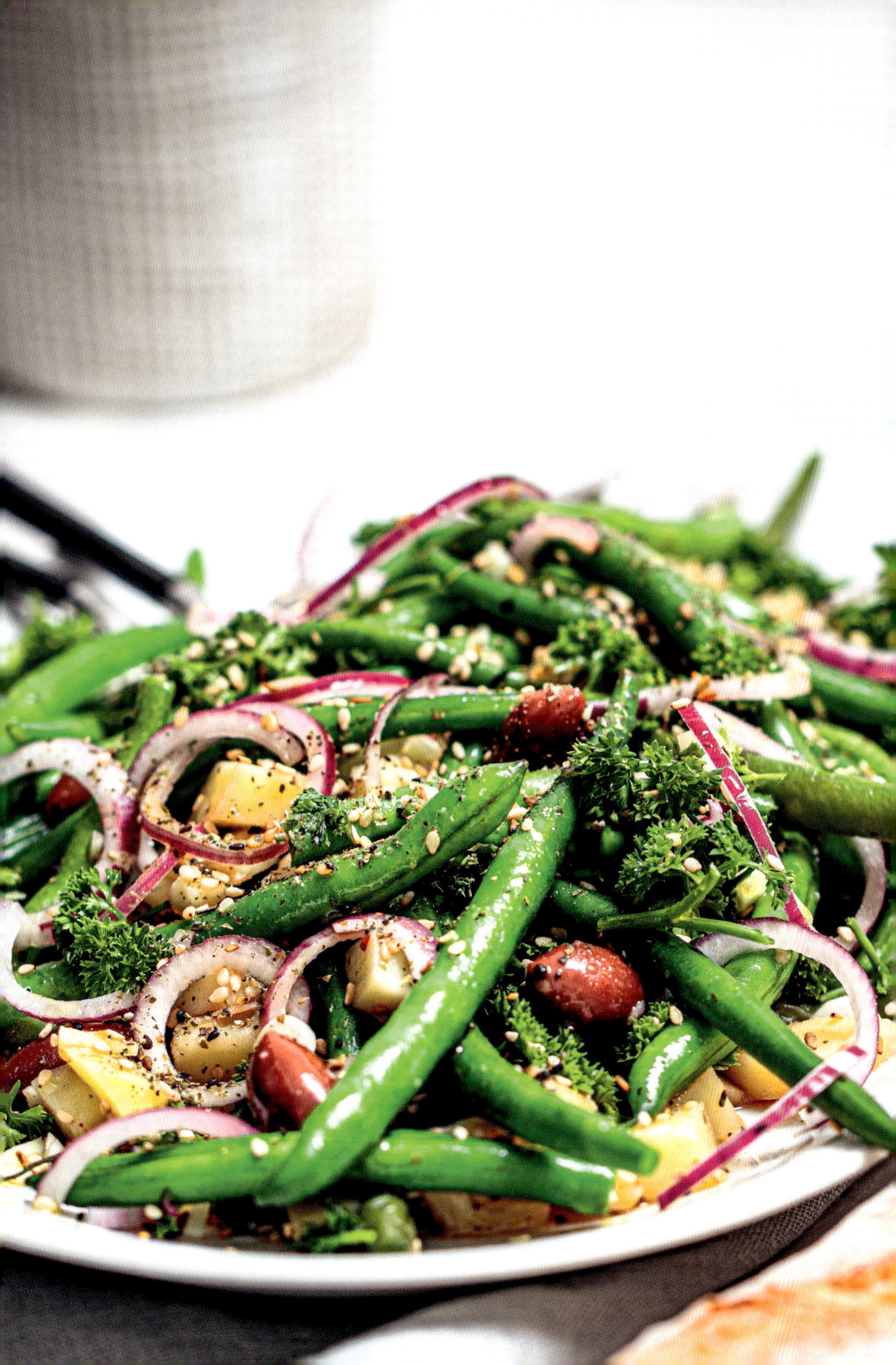

Feldsalat mit Lachs und Grapefruit

Für 4 Portionen
Zubereitungszeit:
15 Minuten

Zutaten

Für den Salat

- 400 g Feldsalat
- 100 g Radieschen
- 1 Schale Gartenkresse
- 2 Grapefruits
- 320 g Räucherlachs
- 1 Zitrone

Für das Dressing

- 1 walnussgroßes Stück Kurkuma
- 2 EL Olivenöl
- 2 EL Aceto balsamico, dunkel
- 1 EL Zitronensaft
- 1 TL Senf, grobkörnig
- Salz & Pfeffer

Zubereitung

1. Den Feldsalat putzen, waschen und trocken schleudern. Die Radieschen putzen, waschen und in Scheiben schneiden. Die Kresse abschneiden, waschen und trocken schütteln. Die Grapefruits schälen und filetieren.
2. Für das Dressing die Kurkuma schälen und ganz fein reiben. Zusammen mit den restlichen Zutaten ein Dressing anrühren.
3. Die vorbereiteten Salatzutaten auf 4 Tellern verteilen. Den Lachs in Stücke schneiden oder zupfen und ebenfalls auf den Tellern verteilen.
4. Die Zitrone heiß abwaschen, trocken tupfen und in Spalten schneiden.
5. Den Salat mit dem Dressing beträufeln und mit den Zitronenspalten angerichtet servieren.

Nährwerte pro Portion:
240 kcal, 11,5 g Fett, 11,5 g Kohlenhydrate, 19,4 g Eiweiß, 4 g Ballaststoffe

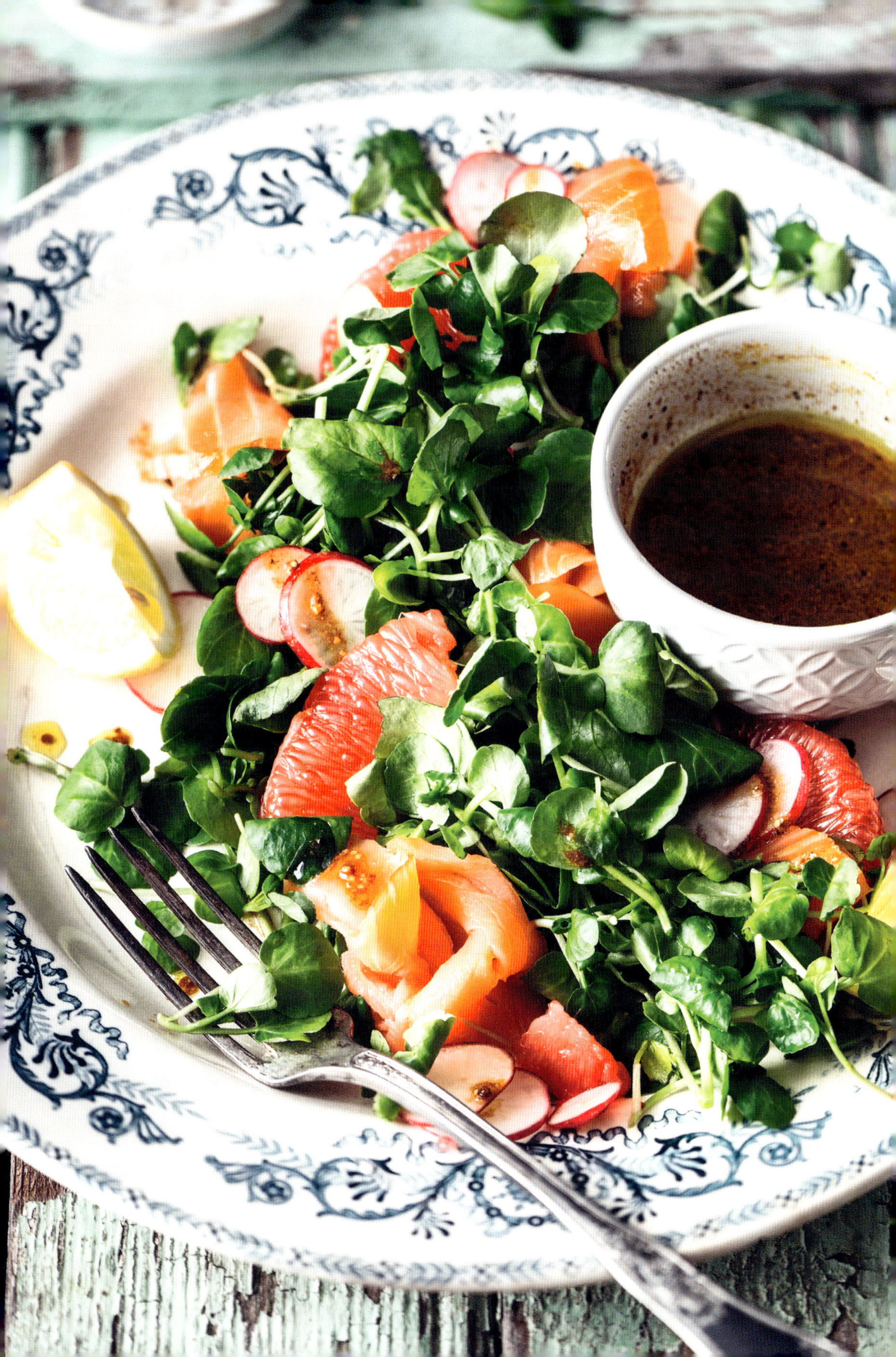

Kopfsalat mit Sardinen

Für 4 Portionen
Zubereitungszeit:
30 Minuten

Zutaten

Für Salat und Dressing

- 16 Sardinen, küchenfertig
- 1 Zitrone
- 2 Knoblauchzehen
- Meersalz
- Pfeffer, schwarz
- 1 EL Dinkelmehl
- 2 EL Rapsöl
- 1 großer Kopfsalat, alternativ Kraussalat
- 2 Stiele Schnittlauch
- 2 EL Olivenöl
- 2 EL Aceto balsamico, hell

Für den Dip

- 2 Stiele Petersilie
- 200 g griechischer Joghurt, 10 % Fett
- Salz & Pfeffer
- 1 TL Chiliflocken

Zubereitung

1. Die Sardinen gut abwaschen und trocken tupfen. Sollten sie nicht küchenfertig sein, den Bauch aufschneiden, die Innereien entfernen und erneut waschen und trocken tupfen. Die Zitrone waschen, eine Hälfte in Scheiben schneiden, die andere Hälfte auspressen. Die Knoblauchzehen schälen und längs halbieren.
2. Die Sardinen mit etwas Zitronensaft beträufeln und mit Meersalz und schwarzem Pfeffer würzen. Anschließend die Sardinen leicht mit Mehl bestäuben.
3. Das Rapsöl in einer beschichteten Pfanne erhitzen und den Knoblauch darin anbraten, dann die Sardinen darin von jeder Seite ca. 3 Minuten braten.
4. In der Zwischenzeit den Salat waschen, trocken schleudern und etwas zerkleinern. Den Schnittlauch waschen und in feine Röllchen schneiden.
5. Das Olivenöl mit dem Essig verrühren, kräftig mit Salz und Pfeffer würzen und den Schnittlauch einrühren. Den Salat mit dem Dressing verrühren.
6. Für den Dip die Petersilie waschen, trocken tupfen und fein hacken. Den Joghurt mit Salz und Pfeffer würzen und die Petersilie unterrühren. Den Dip in ein Schälchen geben und mit Chiliflocken bestreuen.

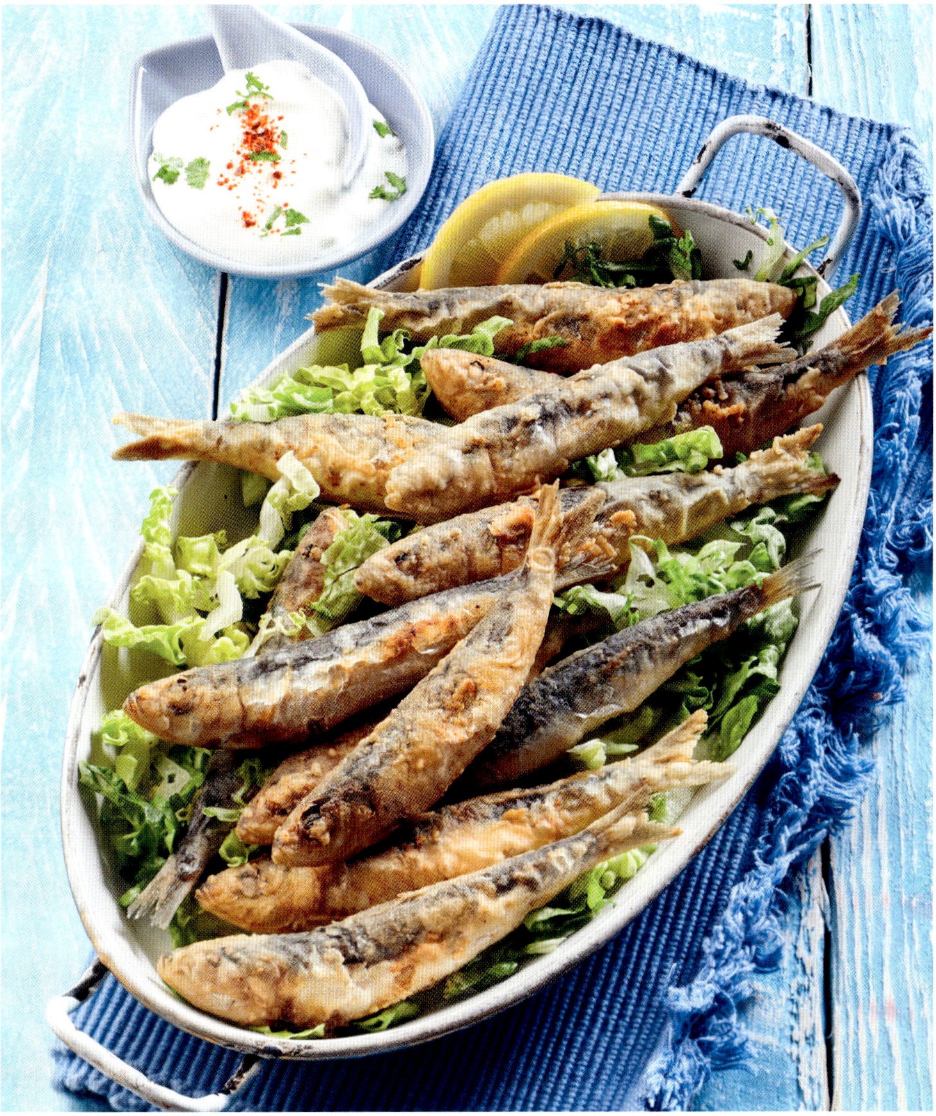

7. Den Salat auf 4 Tellern anrichten, die Sardinen darauf verteilen, jeweils ein paar Zitronenscheiben zum Beträufeln der Sardinen anlegen und den Dip dazureichen.

Nährwerte pro Portion:
398 kcal, 26 g Fett, 10 g Kohlenhydrate, 29,5 g Eiweiß, 2,3 g Ballaststoffe

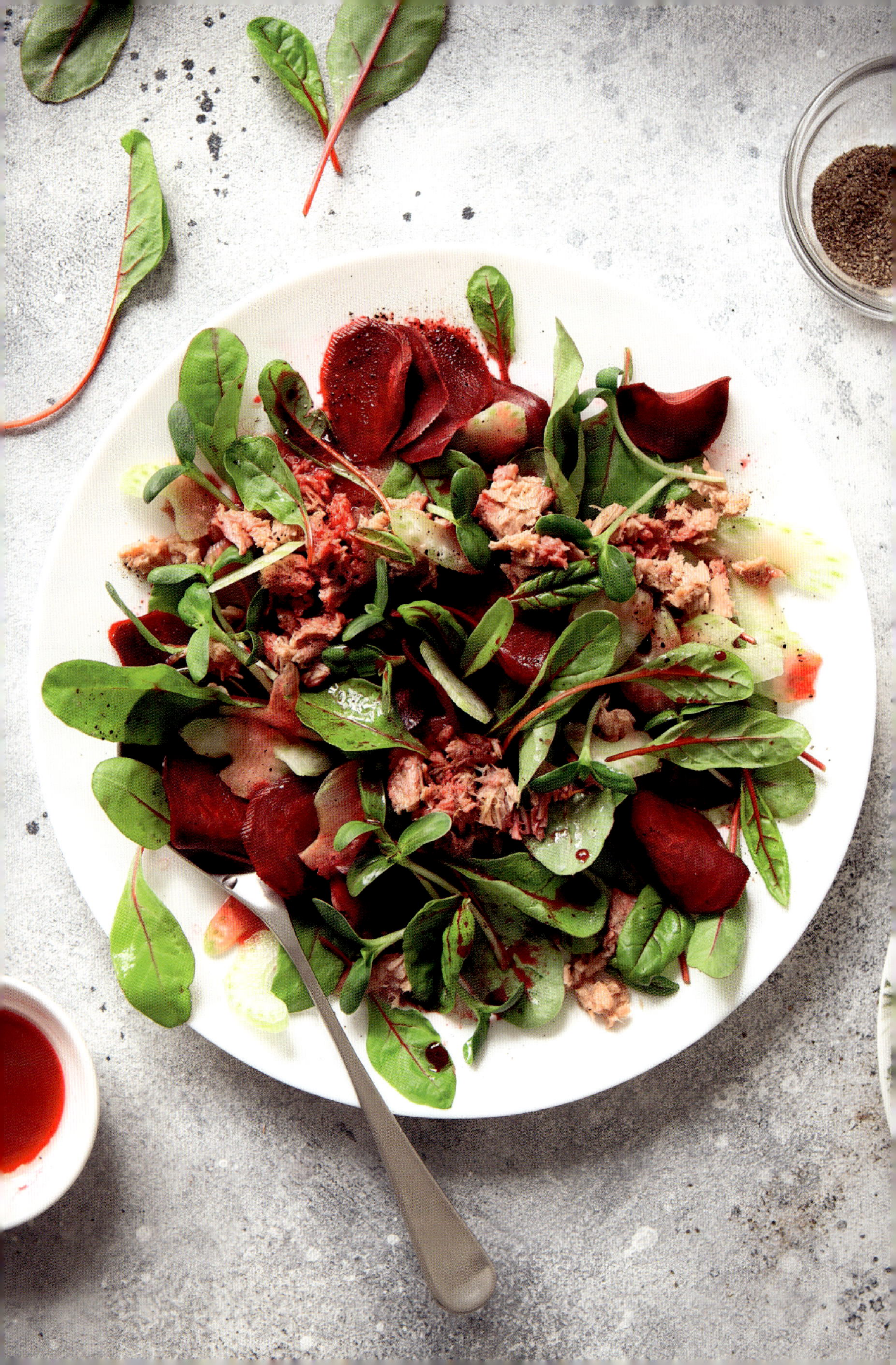

Spinatsalat mit Thunfisch und Roter Bete

Für 4 Portionen
Zubereitungszeit:
20 Minuten

Zutaten

Für den Salat
- 400 g Babyspinat
- 1 Salatgurke
- 250 g Rote Bete, vorgegart
- 250 g Thunfischfilets, Abtropfgewicht, im eigenen Saft (Dose)

Für das Dressing
- 2 EL Walnussöl
- 2 EL Himbeeressig
- 1 TL Honig
- Salz & Pfeffer

Zubereitung

1. Den Spinat waschen und trocken schütteln. Die Gurke schälen, längs halbieren, das Kerngehäuse mit einem Löffel entfernen und die Gurke in Scheiben schneiden.
2. Die Rote Bete in dünne Scheiben schneiden. Den Thunfisch abgießen.
3. Für das Dressing das Walnussöl mit dem Himbeeressig und dem Honig verrühren und mit Salz und Pfeffer würzen.
4. Den Feldsalat mit den Gurken und der Roten Bete in eine große Schüssel geben. Den Thunfisch mit einer Gabel zerteilen und ebenfalls in die Schüssel geben.
5. Das Dressing über den Salat gießen und gut miteinander vermischen.
6. Den Salat auf 4 Tellern anrichten und servieren.

Nährwerte pro Portion:
176 kcal, 6 g Fett, 10 g Kohlenhydrate, 19 g Eiweiß, 4,7 g Ballaststoffe

Vegetarische Gerichte

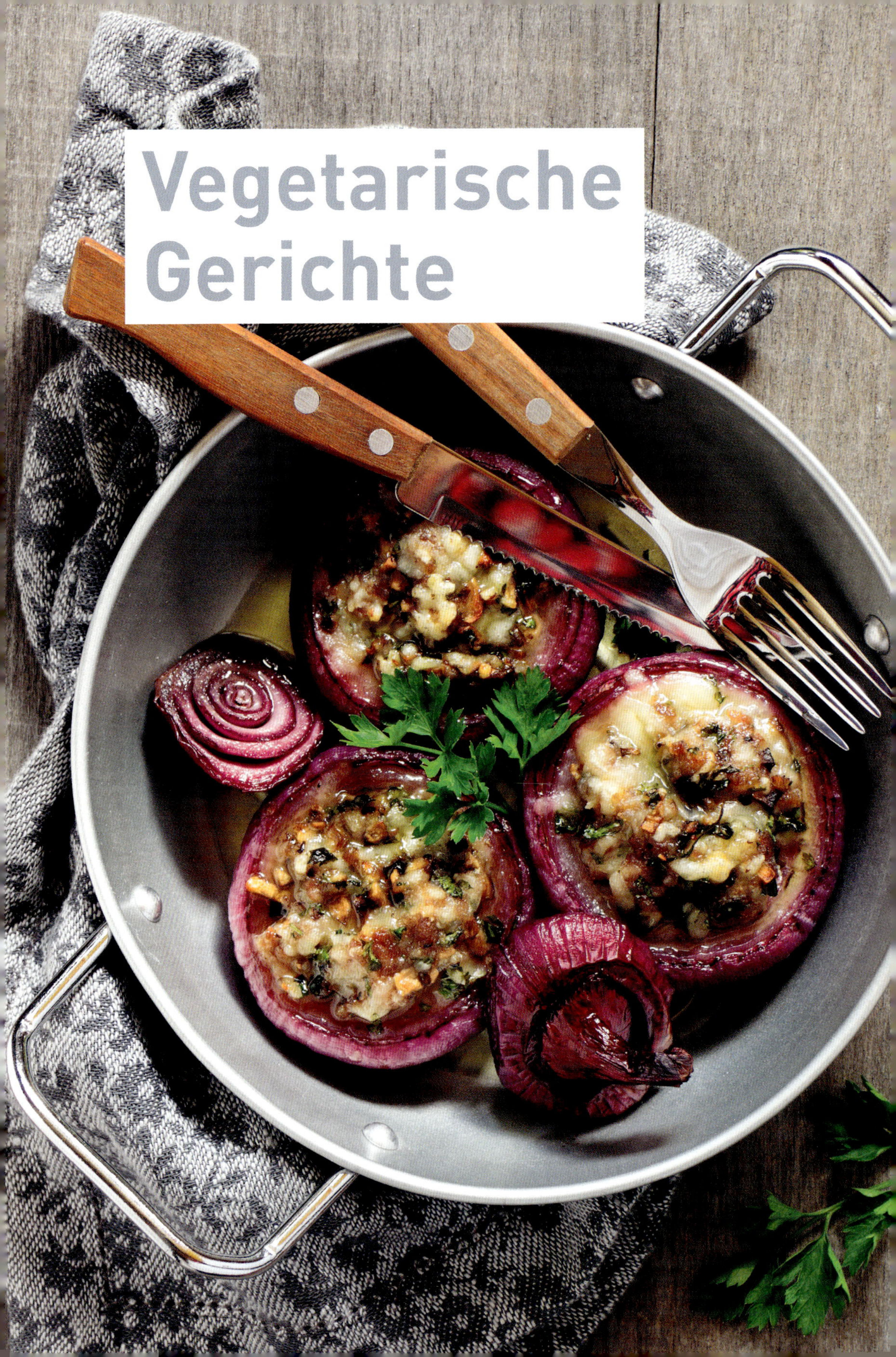

Gefüllte Zwiebeln

Für 4 Portionen
Zubereitungszeit:
55 Minuten

Zutaten

- 8 große rote Zwiebeln
- Salz
- 50 g Bulgur
- 100 g Steinpilze
- 2 Stiele Blattpetersilie
- 1 EL Rapsöl
- Pfeffer, Chilipulver
- 100 g Crème légère
- 100 g Ziegenkäse, gerieben, 45 % Fett i. Tr.
- etwas Olivenöl, zum Einfetten

Zubereitung

1. Die Zwiebeln schälen und jeweils einen Deckel abschneiden. Die Zwiebeln vorsichtig mit einem Löffel aushöhlen. In einem großen Topf ca. 2 l Salzwasser zum Kochen bringen und die ausgehöhlten Zwiebeln darin ca. 5 Minuten zugedeckt vorgaren. Dann mit einer Schaumkelle herausnehmen und in einem Sieb abtropfen lassen.
2. Den Bulgur in kochendem Salzwasser ca. 5 Minuten ziehen lassen, dann abgießen.
3. Den Backofen auf 160 °C Umluft vorheizen.
4. Die Steinpilze putzen, abbürsten und fein hacken. Die Petersilie waschen, trocken schütteln und fein hacken. Das herausgenommene Zwiebelinnere fein hacken.
5. Das Öl in einer Pfanne erhitzen und die Pilze mit den gehackten Zwiebeln darin ca. 5 Minuten braten. Dann salzen und pfeffern und mit etwas Chilipulver würzen.
6. Den Bulgur und die Petersilie mit den gebratenen Pilzen mischen, dann die Crème légère und den Ziegenkäse unterrühren.
7. Die Zwiebeln in eine mit Olivenöl gefettete Auflaufform setzen, die Füllung hineingeben und die Deckel auf die Zwiebeln setzen.
8. Die Auflaufform auf der mittleren Schiene in den Ofen stellen und ca. 30–35 Minuten backen, bis die Füllung schön gebräunt ist.

Nährwerte pro Portion:
212 kcal, 11 g Fett, 20 g Kohlenhydrate, 7,7 g Eiweiß, 6 g Ballaststoffe

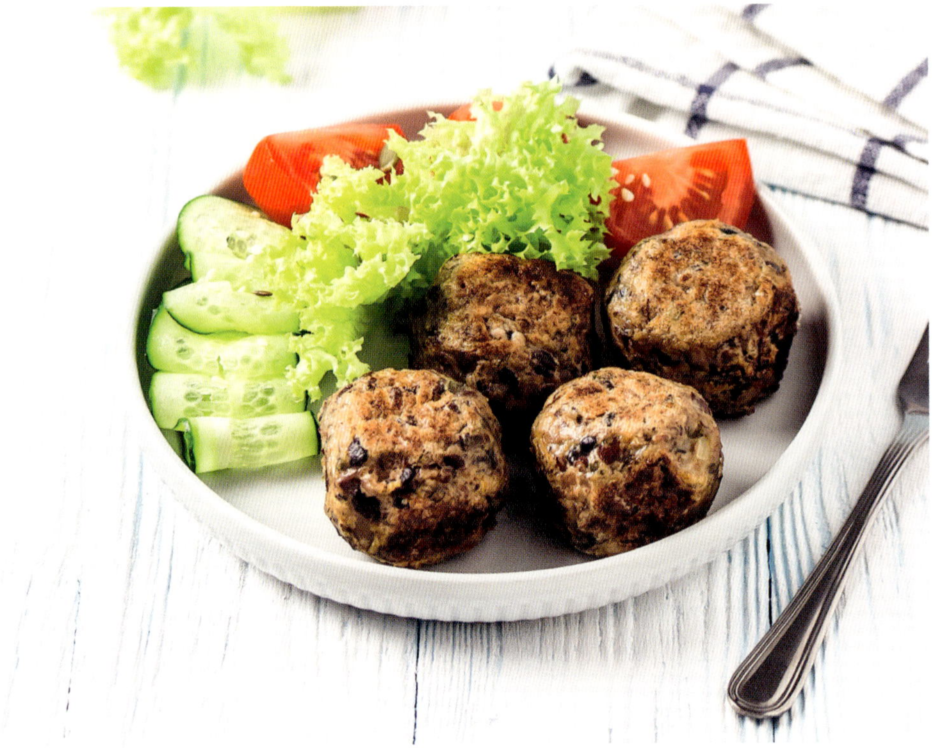

Bohnen-Frikadellen

Für 4 Portionen
Zubereitungszeit: 35 Minuten + Abkühlzeit

Zutaten

- 480 g Kidneybohnen, Abtropfgewicht
- 100 g Parmesan
- 4 Eier, Größe L
- Muskatnuss, Salz & Pfeffer
- 1 EL Rapsöl
- 1 Salatgurke
- ½ Kopf Friseesalat
- 4 Tomaten

Für den Tomaten-Dip

- 2 Frühlingszwiebeln
- 1 Knoblauchzehe
- 1 EL Olivenöl, extra nativ
- 300 g passierte Tomaten
- 1 TL Currypulver
- Salz & Pfeffer
- Ingwerpulver & Chilipulver, nach Geschmack
- 1 TL Speisestärke

Zubereitung

1. Zunächst den Tomaten-Dip herstellen. Dazu die Frühlingszwiebeln waschen und putzen, den Knoblauch schälen und beides klein schneiden. Das Olivenöl in einem Topf erhitzen, darin Frühlingszwiebeln und Knoblauch bei mittlerer Hitze anschwitzen. Die passierten Tomaten hinzugeben und alles ca. 20 Minuten köcheln lassen. Dabei gelegentlich umrühren. Den Topf vom Herd nehmen und kurz abkühlen lassen. Die Gewürze hinzufügen und alles mit einem Pürierstab fein pürieren. Nochmals aufkochen lassen und mit der mit ein wenig Wasser verrührten Speisestärke andicken. Dann abkühlen lassen.
2. Für die Frikadellen die Bohnen in ein Sieb gießen, kalt abspülen, gut abtropfen lassen und fein hacken. Den Parmesan fein reiben.
3. Die Bohnen gut mit dem Parmesan und den Eiern mischen und mit Muskatnuss, Salz und Pfeffer würzen. Die Masse zu 16 kleinen Frikadellen formen.
4. Das Öl in einer beschichteten Pfanne erhitzen und die Frikadellen darin von jeder Seite etwa 3–4 Minuten goldbraun braten. Anschließend auf Küchenpapier abtropfen lassen.
5. Die Gurke waschen und in feine Scheiben hobeln. Den Salat waschen, trocken schütteln und etwas zerkleinern. Die Tomaten waschen, trocken tupfen, den Strunk herausschneiden und vierteln.
6. Die Frikadellen zusammen mit dem Salat auf Tellern anrichten und den Dip dazureichen.

! Tipp: Wenn gewünscht, können Sie den Salat mit einer leichten Vinaigrette anmachen. Dazu verrühren Sie etwas Olivenöl mit Balsamico, Senf, Honig und würzen dies mit Salz und Pfeffer.

Nährwerte pro Portion:
398 kcal, 19 g Fett, 29 g Kohlenhydrate, 27 g Eiweiß, 11,7 g Ballaststoffe

Rosenkohlpfanne mit Pekannüssen

Für 4 Portionen
Zubereitungszeit:
35 Minuten

Zutaten

- 1 kg Rosenkohl
- Salz
- 100 g Pekannüsse
- 2 EL Olivenöl
- Muskatnuss & bunter Pfeffer, aus der Mühle
- 100 g Cranberrys, getrocknet

Zubereitung

1. Den Rosenkohl putzen, waschen und den Strunk kreuzweise einschneiden. Die Kohlröschen in einem Topf mit 1 Liter Salzwasser ca. 10 Minuten garen. Anschließend mit kaltem Wasser abschrecken und in einem Sieb abtropfen lassen.
2. In der Zwischenzeit die Pekannüsse in einer großen Pfanne ohne Fett anrösten. Dann aus der Pfanne nehmen und beiseitestellen.
3. Nun in der gleichen Pfanne das Olivenöl erhitzen und darin den Rosenkohl ca. 6–8 Minuten anbraten. Mit Muskatnuss, Salz und frisch gemahlenem Pfeffer würzen.
4. Kurz vor Ende der Garzeit die Cranberrys unterheben und kurz mit erwärmen. Zum Schluss die Pekannüsse unterheben.
5. Die Rosenkohlpfanne in tiefen Tellern anrichten und servieren.

Nährwerte pro Portion:
392 kcal, 24,5 g Fett, 28 g Kohlenhydrate, 14 g Eiweiß, 14,7 g Ballaststoffe

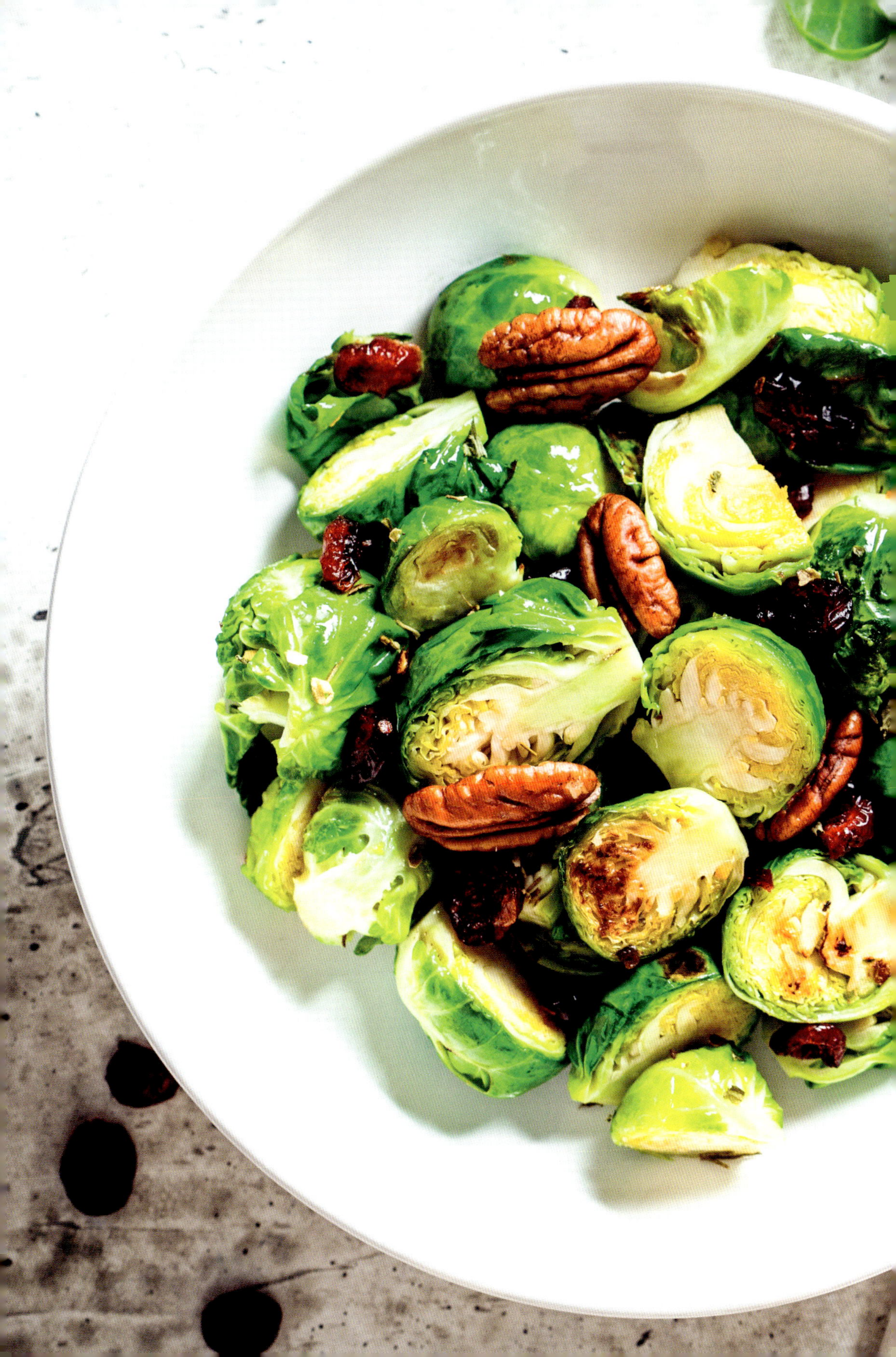

Spinat-Avocado-Pfanne

Für 4 Portionen
Zubereitungszeit:
40 Minuten

Zutaten

- 1 Zwiebel
- 2 Knoblauchzehen
- 600 g Babyspinat
- ½ Bund Petersilie
- 2 TL Rapsöl
- 50 ml Gemüsebrühe
- Salz & Pfeffer
- ½ TL Kreuzkümmel
- ½ TL Koriander, gemahlen
- 4 Eier, Größe M
- 2 Frühlingszwiebeln
- 2 Avocados
- 2 EL Sprossen, z. B. Kresse
- 100 g Feta, fettarm

Zubereitung

1. Den Backofen auf 180 °C Umluft vorheizen.
2. Die Zwiebel und den Knoblauch schälen und sehr fein hacken. Den Spinat waschen und trocken schleudern. Die Petersilie waschen, trocken schütteln und fein hacken.
3. Das Öl in einer ofenfesten Pfanne erhitzen und darin die Zwiebel- und Knoblauchwürfel anbraten. Dann den Spinat und die Petersilie sowie die Gemüsebrühe hinzugeben und so lange unter Rühren andünsten, bis der Spinat zusammenfällt. Nun mit Salz und Pfeffer würzen und den Kreuzkümmel und Koriander unterrühren.
4. Die Pfanne vom Herd nehmen und mit einem Löffel 4 kleine Mulden in den Spinat drücken. Die Eier einzeln aufschlagen und in die Mulden gleiten lassen. Dann leicht salzen.
5. Die Pfanne in den vorgeheizten Ofen schieben und etwa 10 Minuten backen, bis die Eier gestockt sind.
6. In der Zwischenzeit die Frühlingszwiebeln putzen, waschen und in Ringe schneiden. Die Avocados schälen, Kerne entfernen und das Fruchtfleisch in Scheiben schneiden. Die Sprossen waschen und trocken schütteln.
7. Wenn die Eier gestockt sind, die Pfanne aus dem Ofen nehmen, die Avocadoscheiben darauf verteilen und die Frühlingszwiebelringe und Sprossen darüberstreuen. Zum Schluss den Feta darüberkrümeln und servieren.

Nährwerte pro Portion:
302 kcal, 22 g Fett, 8 g Kohlenhydrate, 18 g Eiweiß, 8,5 g Ballaststoffe

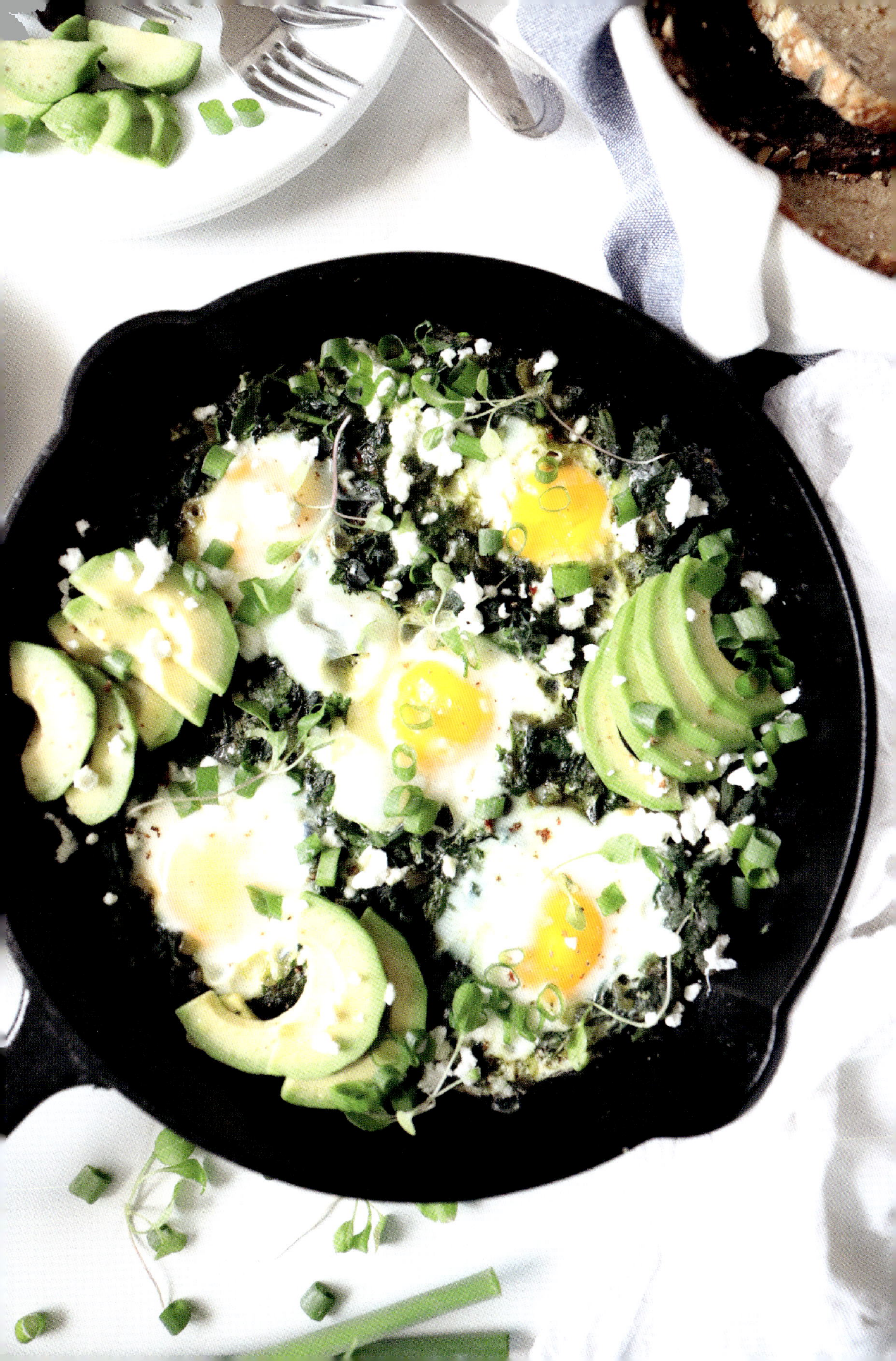

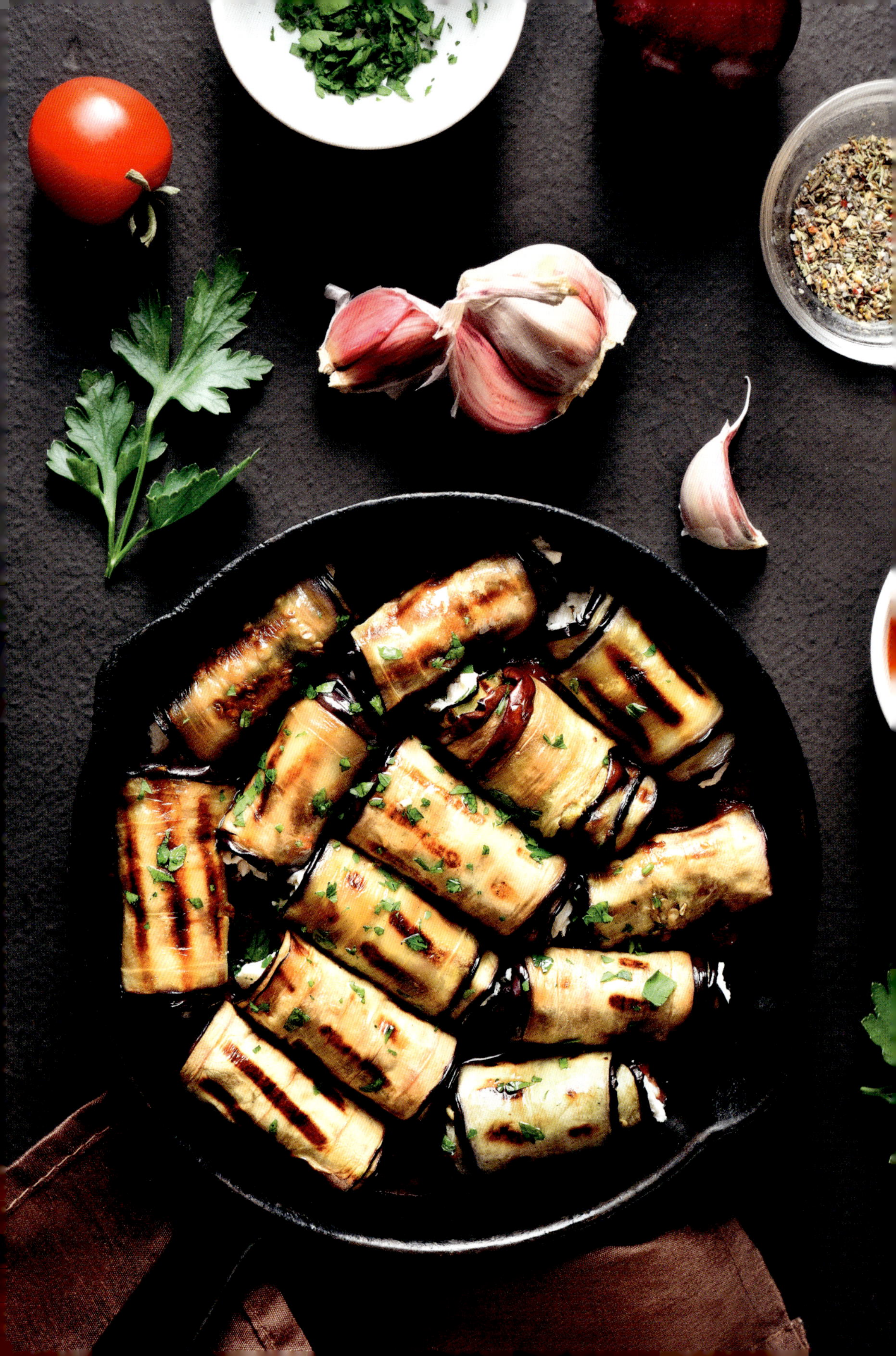

Auberginen-Röllchen

Für 4 Portionen
Zubereitungszeit:
35 Minuten

Zutaten

- 2 große Auberginen
- Salz
- 1 rote Zwiebel
- 2 Knoblauchzehen
- ½ Bund Blattpetersilie
- 100 g Kirschtomaten
- 50 g Walnüsse
- 2 EL Olivenöl
- bunter Pfeffer, aus der Mühle
- Chilipulver
- 150 g Ziegenfrischkäse, 40 % Fett

Zubereitung

1. Die Auberginen waschen, den Stielansatz abschneiden und die Auberginen längs in Scheiben hobeln. Die Scheiben auf ein Brett legen, von beiden Seiten salzen und ca. 5 Minuten durchziehen lassen. Danach die Auberginen unter kaltem Wasser abspülen und mit Küchenpapier gut trocken tupfen.
2. Unterdessen die Zwiebel und den Knoblauch schälen und sehr fein hacken. Die Petersilie waschen, trocken tupfen und ebenfalls hacken. Die Kirschtomaten waschen, trocken tupfen und in kleine Würfel schneiden. Die Walnüsse grob hacken.
3. 1 EL Öl in einer Pfanne erhitzen und die Zwiebel- und Knoblauchwürfel darin glasig braten. Die Pfanne vom Herd nehmen. Anschließend die Tomaten, Walnüsse und die Hälfte der Petersilie zugeben und unterrühren. Die Füllung mit Pfeffer und Chilipulver abschmecken.
4. In einer zweiten Pfanne das restliche Öl erhitzen und die Auberginenscheiben darin von beiden Seiten 3–4 Minuten braten.
5. Dann die Scheiben aus der Pfanne nehmen, nebeneinander auslegen und mit dem Ziegenfrischkäse bestreichen. Die Füllung auf den Auberginenscheiben verteilen und diese von der schmalen Seite her einrollen.
6. Mit der restlichen Petersilie bestreuen und servieren.

! **Tipp:** Dazu passt ein Tomaten-Dip, beispielsweise der Dip von S. 100.

Nährwerte pro Portion:
230 kcal, 17 g Fett, 10 g Kohlenhydrate, 9 g Eiweiß, 6,5 g Ballaststoffe

Sauerkraut-Pilz-Pfanne

Für 4 Portionen
Zubereitungszeit:
35 Minuten

Zutaten

- 1 Zwiebel
- 2 Möhren
- 1 EL Rapsöl
- 200 g Pilze, z. B. Shiitake oder Birkenpilze
- 800 g Sauerkraut
- Salz & Pfeffer
- optional: etwas Kümmel

Zubereitung

1. Die Zwiebel schälen, halbieren und in feine Ringe schneiden. Die Möhren schälen und in sehr feine Streifen schneiden.
2. Das Öl in einer Pfanne erhitzen und die Zwiebel und Möhren darin bei mittlerer Hitze ca. 5 Minuten garen.
3. In der Zwischenzeit die Pilze putzen und abbürsten. Das Sauerkraut abtropfen lassen.
4. Die Pilze in die Pfanne geben und weitere 4–5 Minuten braten.
5. Danach das Sauerkraut hinzugeben, gut unterrühren und gut 10 Minuten schmoren lassen.
6. Die Sauerkraut-Pilz-Pfanne kräftig mit Salz und Pfeffer und wenn gewünscht Kümmel abschmecken und servieren.

Nährwerte pro Portion:
99 kcal, 3,5 g Fett, 10,5 g Kohlenhydrate, 5 g Eiweiß, 10 g Ballaststoffe

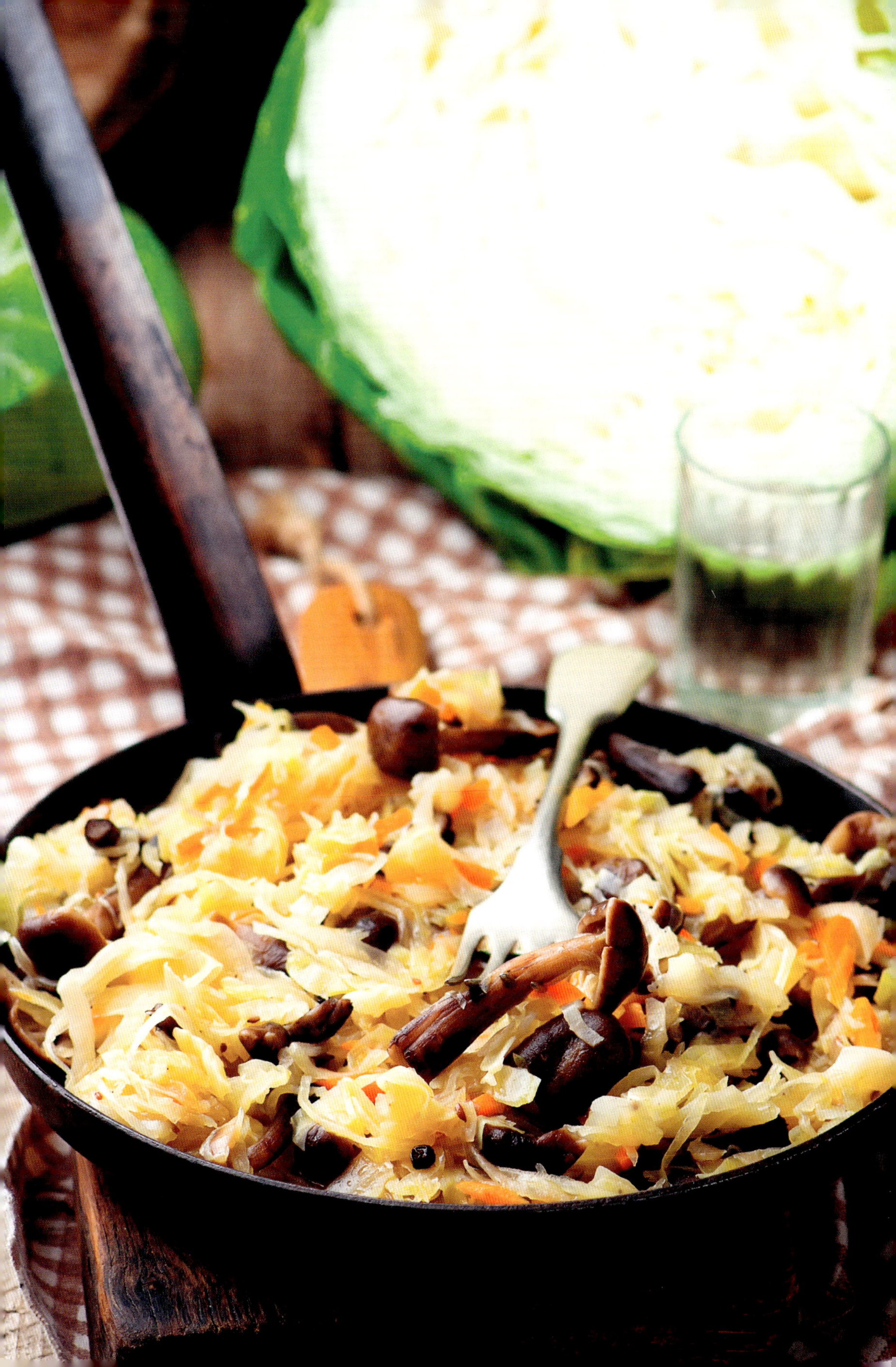

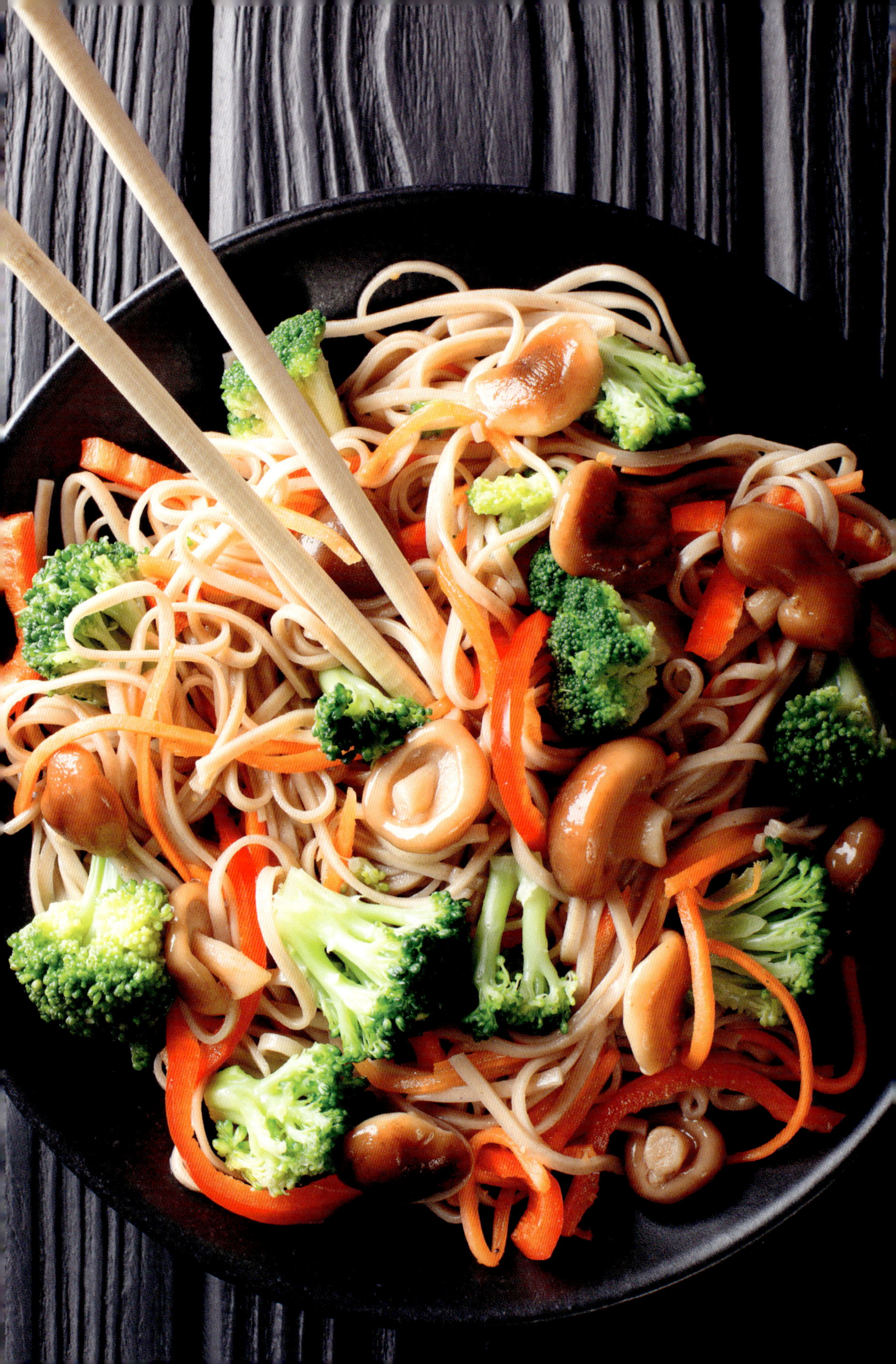

Soba-Wokpfanne

Für 4 Portionen
Zubereitungszeit:
20 Minuten

Zutaten

- 2 rote Paprikaschoten
- 2 Möhren
- 500 g Brokkoli
- 150 g Shiitake-Pilze
- 40 g Ingwer
- 2 Knoblauchzehen
- 2 EL Rapsöl
- 200 g Soba-Nudeln
- 500 ml Gemüsebrühe
- 4 EL Sojasoße
- Saft von ¼ Zitrone
- 1 TL geröstetes Sesamöl
- Salz & Pfeffer, frisch gemahlen

Zubereitung

1. Die Paprikaschoten halbieren, entkernen und waschen, dann in Streifen schneiden. Die Möhren schälen und in feine Stifte schneiden. Den Brokkoli waschen, trocken tupfen und in Röschen teilen. Die Pilze putzen, die Stiele entfernen und die Pilzkappen ggf. halbieren. Den Ingwer und den Knoblauch schälen und hacken.
2. Das Öl in einem Wok oder einer großen Pfanne erhitzen. Paprika, Möhren, Brokkoli, Pilze, Ingwer, Knoblauch und Soba-Nudeln darin unter Wenden 3–4 Minuten anbraten. Die Gemüsebrühe dazugießen und so lange kochen lassen, bis die Nudeln gar sind.
3. Dann die Sojasoße, den Zitronensaft und das Sesamöl dazugeben, gut schwenken und kräftig mit Salz und Pfeffer abschmecken.

Nährwerte pro Portion:
390 kcal, 11 g Fett, 57 g Kohlenhydrate, 14 g Eiweiß, 14,5 g Ballaststoffe

Brokkoli-Pizza mit Spinatpesto

Für 4 Portionen
Zubereitungszeit:
30 Minuten

Zutaten

- **Für den Boden**
- 800 g Brokkoli
- 4 Eier, Größe L
- 50 g Parmesan, gerieben
- 50 g Mozzarella, gerieben
- 50 g Sonnenblumenkerne, gehackt
- ¼ TL Salz
- ¼ TL Pfeffer

Für das Pesto

- 100 g Babyspinat
- ⅓ Bund Basilikum
- 50 g Parmesan
- 3 Knoblauchzehen
- 4 EL Olivenöl
- 50 g Pinienkerne
- 1 Prise Salz

- **Für den Belag**
- 100 g Kirschtomaten
- 50 g schwarze Oliven
- 1 rote Zwiebel
- 2 Stiele Basilikum
- 2 EL Pinienkerne
- bunter Pfeffer, aus der Mühle

Zubereitung

1. Den Backofen auf 200 °C Ober-/Unterhitze vorheizen. Ein Backblech mit Backpapier auslegen.
2. Den Brokkoli waschen, in kleine Röschen zerteilen und in einer Küchenmaschine fein zerkleinern. Dann den Brokkoli in einer Schüssel mit den Eiern, Parmesan, Mozzarella, Sonnenblumenkernen und Gewürzen gut vermischen.
3. Aus der Masse auf dem Backblech 2 runde Pizzen formen und diese ca. 12 Minuten backen. Dann wenden und nochmals 8–10 Minuten backen.
4. In der Zwischenzeit das Pesto herstellen. Dazu den Spinat und das Basilikum waschen und trocken schütteln. Den Parmesan grob zerkleinern. Den Knoblauch schälen und fein hacken. Alles zusammen in einen Multizerkleinerer geben und fein pürieren.
5. Für den Belag die Kirschtomaten waschen, trocken tupfen und in Scheiben schneiden. Die Oliven ebenfalls in Scheiben schneiden. Die Zwiebel schälen, halbieren und in feine Ringe schneiden. Das Basi-

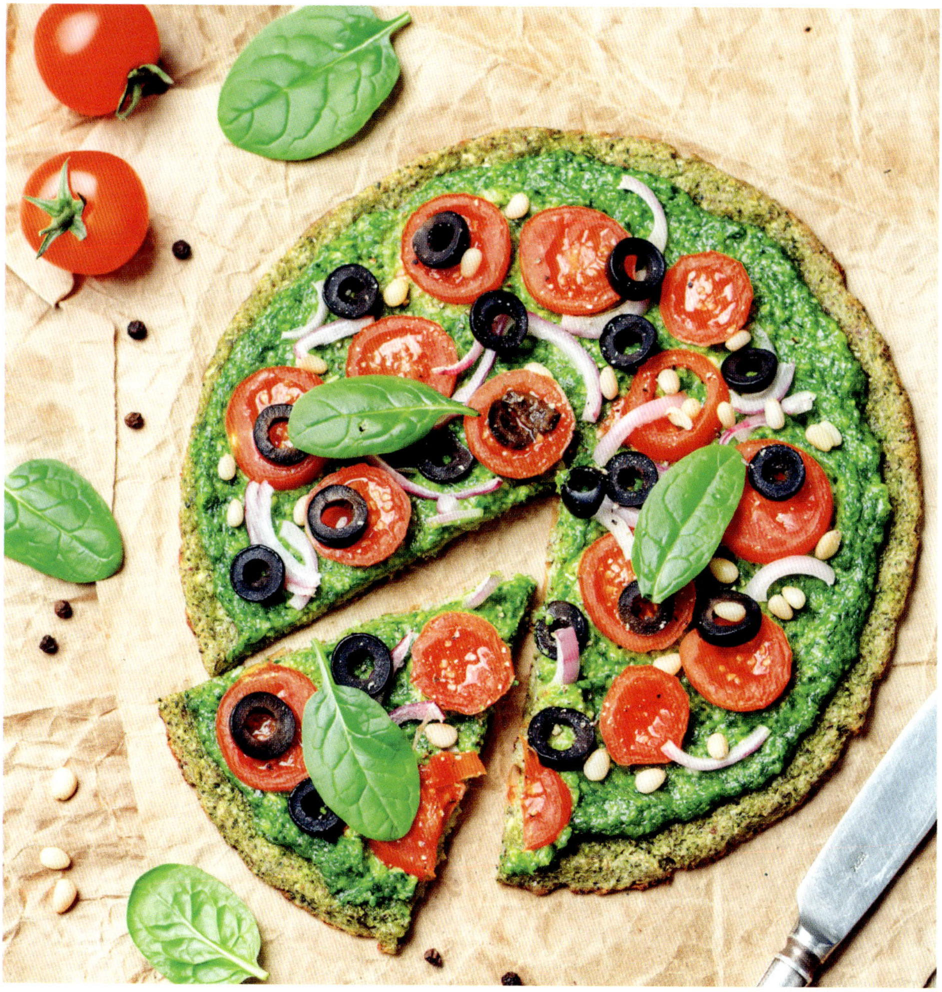

likum waschen, trocken schütteln und die Blätter vom Stiel zupfen.

6. Die vorgebackenen Pizzaböden aus dem Ofen nehmen und mit dem Spinatpesto bestreichen. Dann mit Tomaten, Oliven und Zwiebeln belegen, die Basilikumblättchen darauflegen, die Pinienkerne darüberstreuen und mit buntem Pfeffer nachwürzen.

Nährwerte pro Portion:

578 kcal, 44 g Fett, 12 g Kohlenhydrate, 33 g Eiweiß, 10 g Ballaststoffe

Fisch und Fleisch

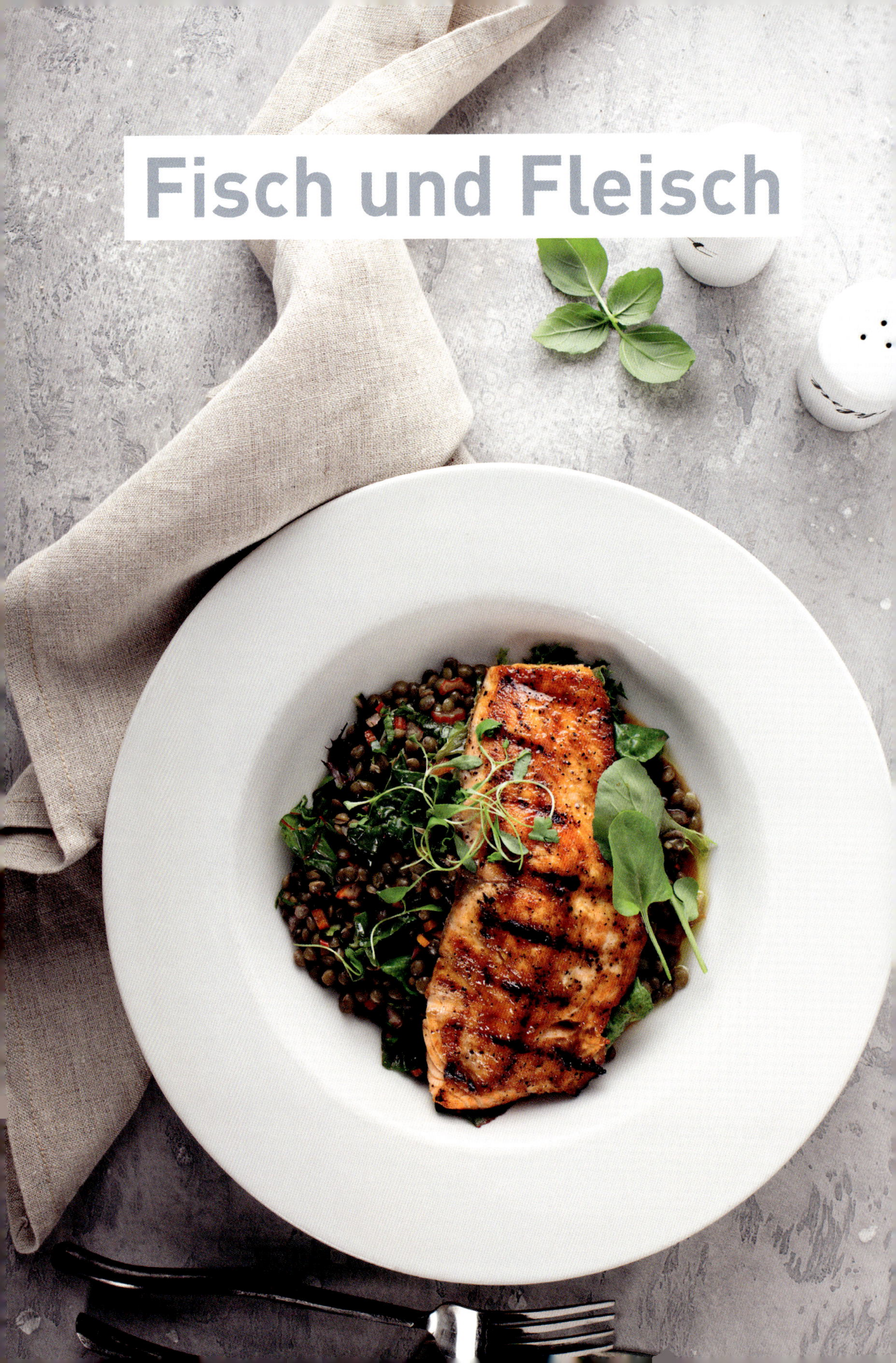

Lachs auf Linsengemüse

Für 4 Portionen
Zubereitungszeit
35 Minuten

Zutaten

- 200 g braune Linsen
- 2 rote Chilischoten
- 1 rote Zwiebel
- 100 g Mangold
- 1 EL Rapsöl
- 400 ml Fischfond
- 4 Lachsfilets mit Haut, à 180 g
- Salz & Pfeffer
- 2 EL Olivenöl
- 2 TL mittelscharfer Senf
- optional: Gartenkresse oder Sprossen, z. B. Alfalfa

Zubereitung

1. Die Linsen unter kaltem Wasser abspülen und abtropfen lassen. Die Chilischote waschen, halbieren, das Kerngehäuse entfernen und sehr fein würfeln. Die Zwiebel schälen und ebenfalls fein würfeln. Den Mangold waschen und klein schneiden.
2. Das Rapsöl in einer Pfanne erhitzen und die Zwiebel darin glasig dünsten, dann Chili und Linsen zugeben. Den Fischfond sowie 100 ml Wasser unterrühren. Den Deckel auflegen und das Linsengemüse bei schwacher Hitze 10–12 Minuten garen. Dabei gelegentlich umrühren.
3. Zwischenzeitlich die Lachsfilets kalt abbrausen und mit Küchenpapier trockentupfen. Dann von beiden Seiten mit Salz und Pfeffer würzen.
4. Das Olivenöl in einer Pfanne erhitzen. Sobald es richtig heiß ist, den Lachs auf der Hautseite hineinlegen. Bei mittlerer Hitze 3–4 Minuten braten. Anschließend wenden und weitere 3 Minuten braten.
5. Die Linsen probieren: Sie sind perfekt, wenn sie noch angenehm bissfest sind. Dann die Linsen mit dem Senf abschmecken. Von der heißen Herdplatte nehmen, den Mangold unterheben und im geschlossenen Topf noch etwas durchziehen lassen.
6. Das Linsengemüse auf 4 tiefen Tellern anrichten, jeweils ein Lachsfilet daraufgeben und wenn gewünscht mit Kresse oder Sprossen bestreut servieren.

Nährwerte pro Portion:
469 kcal, 20 g Fett, 24 g Kohlenhydrate, 47 g Eiweiß, 10 g Ballaststoffe

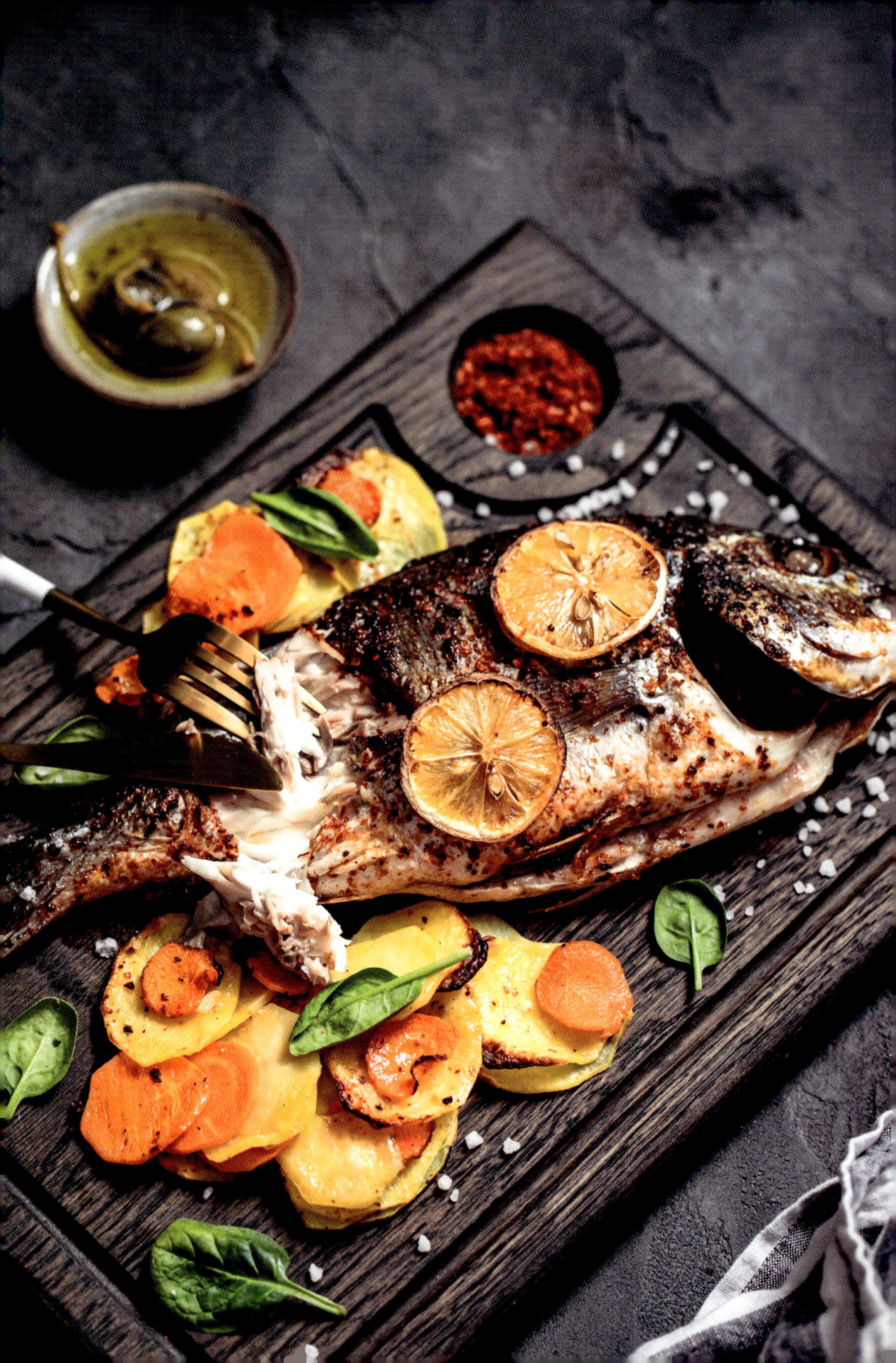

Dorade auf Möhrengemüse

Für 4 Portionen
Zubereitungszeit:
45 Minuten

Zutaten

- 2 küchenfertige Doraden, je ca. 450 g
- 3 EL Olivenöl
- Salz & bunter Pfeffer, aus der Mühle
- 1 TL Chiliflocken
- 2 Knoblauchzehen
- 1 Zitrone
- 6 Möhren
- 300 g Kartoffeln
- 2 Stiele Basilikum

Zubereitung

1. Den Backofen auf 200 °C Ober-/Unterhitze vorheizen.
2. Die Doraden innen und außen waschen und trocken tupfen. Die Haut mehrmals kreuzweise einritzen, damit der Fisch gleichmäßig gart.
3. Das Olivenöl mit Salz und Pfeffer sowie den Chiliflocken verrühren. Die Doraden damit von beiden Seiten einpinseln, das restliche Gewürzöl in eine große Schüssel geben.
4. Die Knoblauchzehen schälen und in Scheiben schneiden. Die Zitrone waschen, trocken tupfen und in Scheiben schneiden. Den Knoblauch und die Hälfte der Zitronenscheiben in die Bauchhöhlen der Doraden füllen. Den Fisch auf ein mit Backpapier ausgekleidetes Backblech legen und die restlichen Zitronenscheiben darauflegen.
5. Die Möhren und die Kartoffeln schälen und in Scheiben schneiden. In die Schüssel mit dem Gewürzöl geben, gut vermischen und dann zur Dorade auf das Backblech geben.
6. Alles zusammen im Ofen ca. 25 Minuten braten.
7. Das Basilikum waschen, trocken schütteln und die Blättchen von den Stielen zupfen.
8. Das Gericht aus dem Ofen nehmen mit den Basilikumblättchen anrichten und servieren.

! Tipp: Die Dorade ist gar, wenn sich die Flosse ganz leicht herausziehen lässt.

Nährwerte pro Portion:
404 kcal, 16 g Fett, 18 g Kohlenhydrate, 47 g Eiweiß, 5,7 g Ballaststoffe

Kabeljau mit Paprikagemüse

Für 4 Portionen
Zubereitungszeit:
35 Minuten

Zutaten

- 1 Zwiebel
- 3 Paprikaschoten, rot, gelb und grün
- 1 EL Olivenöl
- 50 ml Gemüsebrühe
- Salz & bunter Pfeffer, aus der Mühle
- 4 Kabeljausteaks, à ca. 150 g
- Saft von ½ Zitrone
- 1 EL Mehl
- 2 EL Rapsöl
- je 2 Stiele Dill, Petersilie, Basilikum
- 1 Zitrone
- 2 TL Chiliflocken

Zubereitung

1. Die Zwiebel schälen und in feine Würfel schneiden. Die Paprikaschoten halbieren, entkernen, waschen und in Würfel schneiden.
2. Das Olivenöl in einer beschichteten Pfanne erhitzen und die Zwiebel- und Paprikawürfel darin ca. 1–2 Minuten anschwitzen. Mit der Gemüsebrühe ablöschen und mit etwas Salz und Pfeffer würzen. Anschließend für weitere 1–2 Minuten leicht köcheln lassen.
3. Die Fischfilets waschen, trocken tupfen, mit Zitronensaft beträufeln und mit Salz und Pfeffer würzen. Anschließend leicht mit Mehl bestäuben.
4. Das Rapsöl in einer Pfanne erhitzen, den Kabeljau auf der Hautseite hineinlegen. Bei mittlerer Hitze ca. 5 Minuten braten. Anschließend wenden und weitere 5 Minuten braten.
5. Die Kräuter waschen und trocken schütteln. Den Dill fein hacken, die Petersilie und das Basilikum von den Stielen zupfen. Die Zitrone heiß abwaschen, trocken reiben, halbieren und in Scheiben schneiden.
6. Den Dill unter das Paprikagemüse rühren und dieses auf 4 Tellern verteilen. Den Fisch daraufgeben, jeweils einige Zitronenscheiben zum Beträufeln anlegen und mit den restlichen Kräutern anrichten. Über jedes Gericht ca. ½ TL Chiliflocken streuen und servieren.

Nährwerte pro Portion:
256 kcal, 9,5 g Fett, 13 g Kohlenhydrate, 29 g Eiweiß, 5 g Ballaststoffe

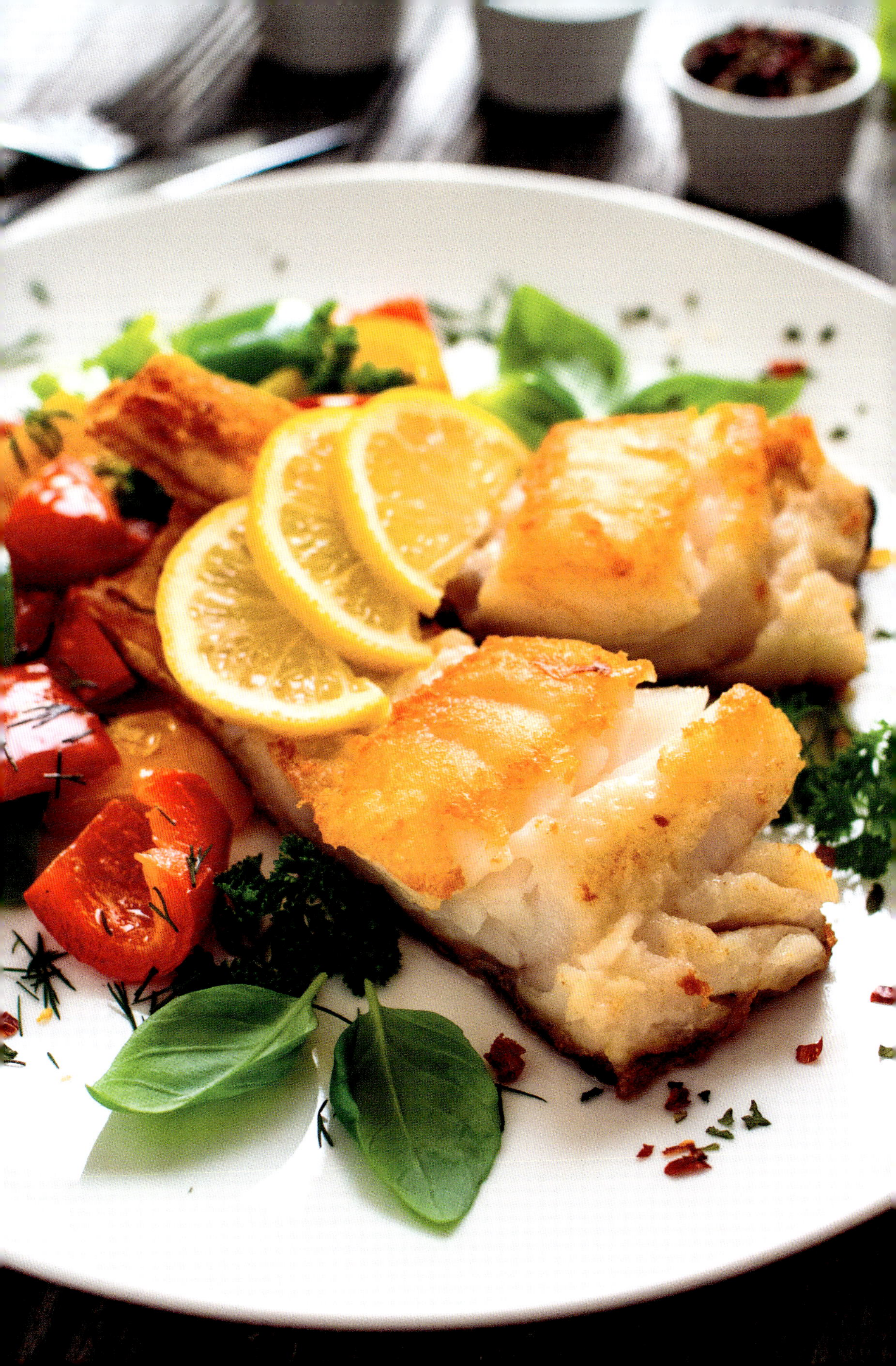

Spinatcrêpes mit Lachs

Für 4 Portionen
Zubereitungszeit: 20 Minuten

Zutaten

- 150 g Spinat
- 4 Eier, Größe M
- Salz & Pfeffer
- 1 EL Dinkelmehl
- 2 EL Rapsöl
- 50 g Rucola
- 150 g Kräuterfrischkäse, bis 3 % Fett
- 250 g Räucherlachs

Zubereitung

1. Den Spinat putzen, waschen, trocken schütteln und grob hacken. Mit den Eiern und etwas Salz und Pfeffer in eine Schüssel geben und mit dem Stabmixer oder einem Handrührgerät pürieren. Dann das Mehl unterrühren.
2. Etwas Öl in eine beschichtete Pfanne geben, mit einem Silikonpinsel verteilen und darin insgesamt 8 dünne Crêpes backen. Nach jedem Durchgang die Pfanne ggf. erneut mit Öl einpinseln.
3. Den Rucola waschen und trocken schütteln.
4. Die Crêpes dünn mit dem Frischkäse einstreichen, den Rucola und den Lachs darauf verteilen, die Crêpes zusammenklappen und sofort servieren.

Nährwerte pro Portion:
272 kcal, 16,5 g Fett, 6 g Kohlenhydrate, 25 g Eiweiß, 1,5 g Ballaststoffe

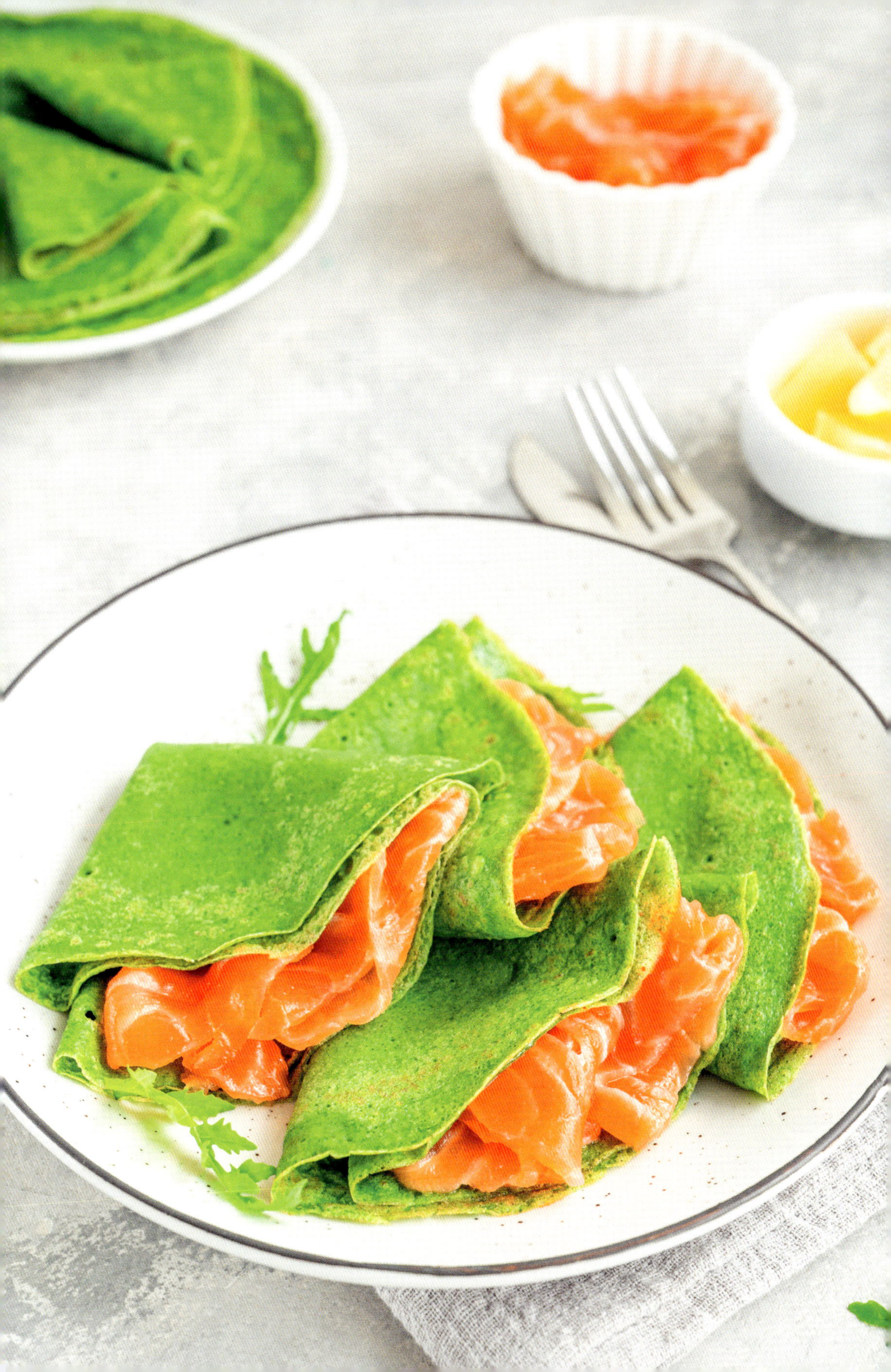

Lammkotelett mit Kürbis

Für 4 Portionen
Zubereitungszeit:
35 Minuten

Zutaten

- 600 g Lammkoteletts
- Salz & Pfeffer
- 400 g Kürbis, z.B. Hokkaido
- 3 EL Olivenöl
- 1 walnussgroßes Stück Ingwer
- 1 Knoblauchzehe
- 1 EL Sojasoße, hell
- 1 EL Sesamöl
- 2 EL Sherry, trocken
- 50 g Frischkäse, bis 3 % Fett
- 50 g Haselnüsse, gehackt
- 50 g Gouda, gerieben, 30 % Fett i. Tr.
- 2 Stiele Petersilie
- etwas Balsamico-Creme

Zubereitung

1. Den Backofen auf 180 °C Umluft vorheizen.
2. Die Lammkoteletts waschen, trocken tupfen und mit Salz und Pfeffer würzen. Den Kürbis schälen, entkernen, halbieren und in Scheiben schneiden.
3. In einer ofenfesten Pfanne 1 EL Öl erhitzen und die Kürbisstreifen darin von jeder Seite ca. 2–3 Minuten braten, dabei mit Salz und Pfeffer würzen.
4. 2 EL Öl in einer weiteren Pfanne erhitzen und die Lammkoteletts darin ca. 1–2 Minuten von jeder Seite anbraten.
5. Den Ingwer schälen und fein reiben. Den Knoblauch schälen und sehr fein hacken. Beides zu dem Lamm in die Pfanne geben und kurz andünsten. Dann die Sojasoße und das Sesamöl sowie den Sherry angießen und bei kleiner Hitze ca. 10 Minuten weiter garen, dabei das Lamm einmal wenden.
6. Den Frischkäse mit den Haselnüssen und dem Gouda vermengen. Den Kürbis mit der Käsemischung bestreichen, auf der mittleren Schiene in den Ofen stellen und ca. 10 Minuten fertig garen.

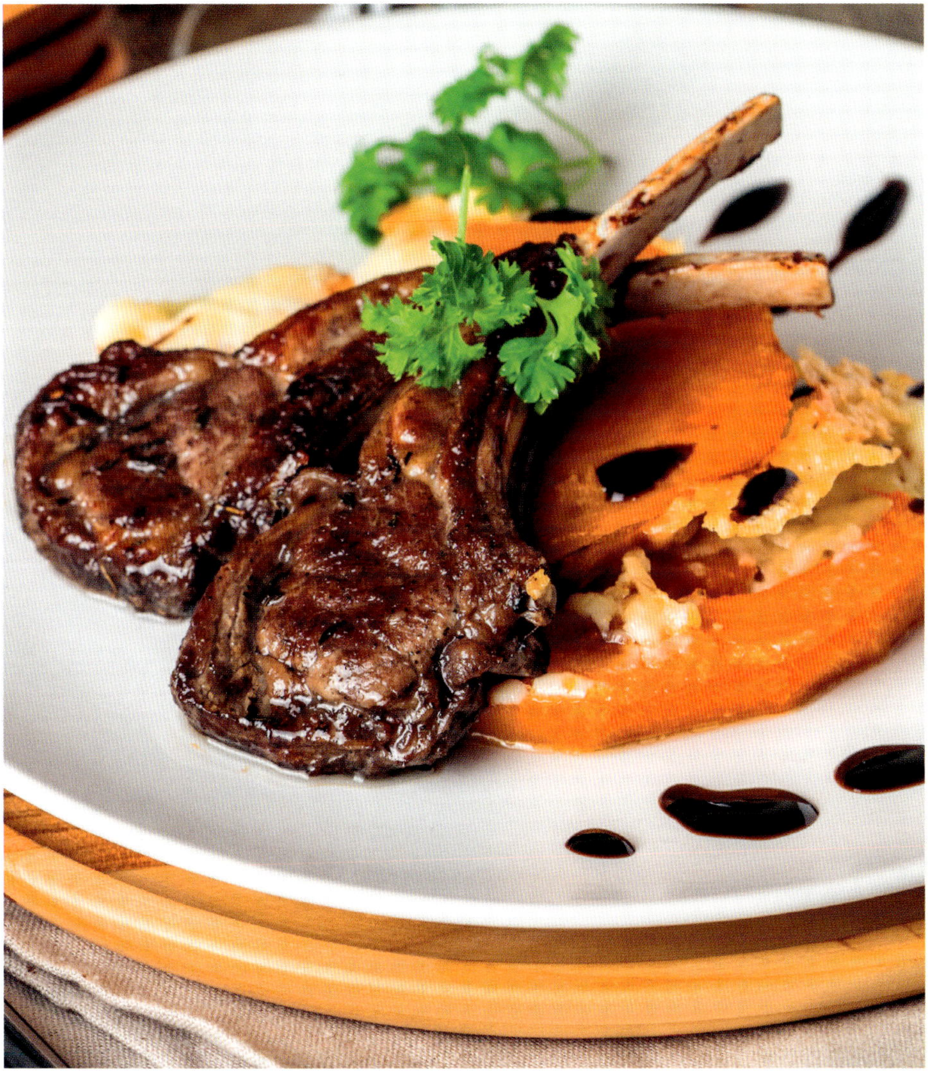

7. Unterdessen die Petersilie waschen, trocken schütteln und etwas klein zupfen.
8. Das Lamm und den Kürbis auf 4 Tellern anrichten, mit der Petersilie dekorieren und mit etwas Balsamico-Creme beträufelt servieren.

Nährwerte pro Portion:
570 kcal, 40 g Fett, 6,7 g Kohlenhydrate, 44 g Eiweiß, 1,2 g Ballaststoffe

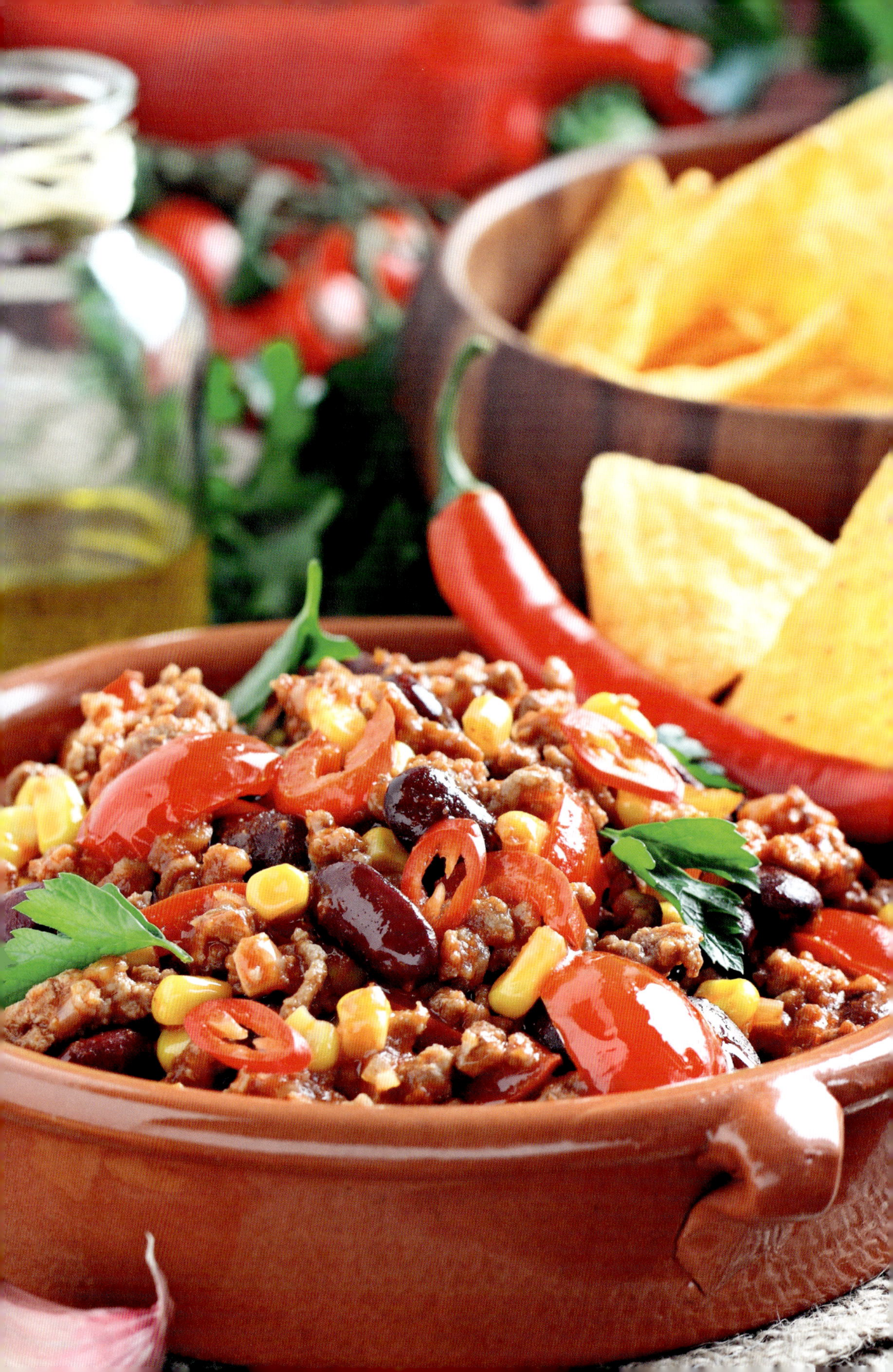

Chili con Carne

Für 4 Portionen
Zubereitungszeit:
45 Minuten

Zutaten

- 1 TL Olivenöl
- 500 g Tartar
- 2 Zwiebeln
- 2 Knoblauchzehen
- Salz & Pfeffer
- 400 g stückige Tomaten
- 400 g passierte Tomaten
- 2 EL Tomatenmark
- 1 rote Paprikaschote
- 2 rote Chilischoten
- 330 g Mais (Dose)
- 425 g Kidneybohnen (Dose)
- Chilipulver
- 2 Stiele Koriander

Zubereitung

1. Das Öl in einer Pfanne erhitzen, darin das Tatar gut anbraten.
2. Die Zwiebeln und den Knoblauch schälen und fein würfeln und zu dem Tartar geben, wenn dieses fast durchgegart ist. Kurz mit anbraten, dann kräftig mit Salz und Pfeffer würzen.
3. Mit den beiden Tomatensorten und dem Tomatenmark ablöschen.
4. In der Zwischenzeit die Paprikaschote und Chilischote waschen und entkernen. Die Paprika in Würfel schneiden, eine Chili ganz fein hacken, die andere in dünne Scheiben schneiden. Beides zum Fleisch geben und ca. 10–15 Minuten garen.
5. Den Mais und die Bohnen abtropfen lassen und ins Chili geben. Nun weitere 15 Minuten köcheln lassen.
6. Das Chili abschmecken und kräftig mit Salz und Pfeffer würzen. Wenn gewünscht, noch mit Chilipulver schärfen.
7. Den Koriander waschen, trocken schütteln und die Blättchen von den Stielen zupfen.
8. Dann das Chili in tiefen Tellern oder Schüsseln anrichten, den Koriander darüberstreuen und servieren.

Nährwerte pro Portion:
471 kcal, 8 g Fett, 52 g Kohlenhydrate, 46 g Eiweiß, 19 g Ballaststoffe

Zwiebelkuchen mit Lachs

Für 4 Portionen
Zubereitungszeit:
40 Minuten

Zutaten

Für den Boden

- 100 g Mandelmehl, teilentölt
- 100 g Leinsamenmehl, teilentölt
- 1 TL Guarkernmehl
- 1 EL Backpulver
- 1 Prise Salz
- 100 g Butter, Zimmertemperatur
- 2 Eier, Größe M
- 1 TL Rapsöl
- Backpapier & Blindbackerbsen

Für den Belag

- 2 Stangen Lauch
- 4 Zwiebeln
- 200 g Räucherlachs
- 300 ml Milch, 1,5 % Fett
- 3 Eier, Größe M
- Salz & Pfeffer
- 100 g Gouda, gerieben, 30 % Fett i. Tr.

Zubereitung

1. Den Backofen auf 200 °C Umluft vorheizen.
2. Mandelmehl, Leinsamenmehl, Guarkernmehl, Backpulver und Salz in einer Schüssel mischen. Butter und Eier hinzufügen und alles zu einem Teig verkneten.
3. Eine runde Auflaufform, Springform oder Quicheform mit dem Öl einpinseln und den Teig mit den Fingern dünn hineindrücken (Achtung, der Teig kann nicht ausgerollt werden). Dabei den Teig am Rand ca. 3–4 cm hochziehen.
4. Den Teig mit Backpapier abdecken, auf dieses die Blindbackerbsen geben und den Boden im Backofen auf der mittleren Schiene ca. 10 Minuten vorbacken.
5. In der Zwischenzeit für die Füllung den Lauch gründlich waschen, putzen und in dünne Ringe schneiden. Die Zwiebeln schälen, halbieren und in feine Ringe schneiden. Den Lachs klein schneiden oder zupfen.
6. Milch, Eier und ein wenig Salz sowie reichlich Pfeffer miteinander verquirlen. Dann Lauch, Zwiebeln, geriebenen Käse und Lachs unterheben.
7. Den vorgebackenen Boden aus dem Ofen nehmen und das Backpapier

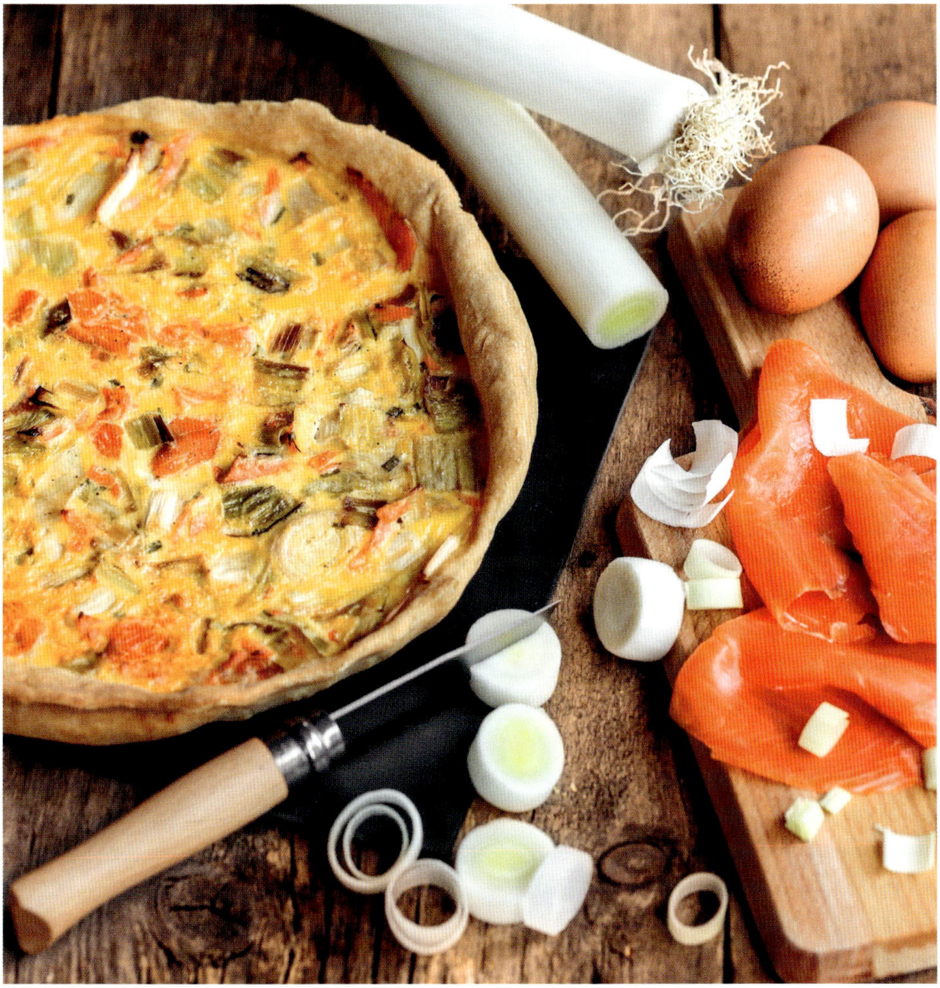

mit den Blindbackerbsen entfernen. Die Temperatur des Backofens auf 180 °C reduzieren.

8. Die Füllung auf den vorgebackenen Boden geben und gleichmäßig verteilen. Den Zwiebelkuchen wieder auf der mittleren Schiene in den Ofen schieben und ca. 25 Minuten backen.
9. Zum Servieren in Stücke teilen und auf Tellern anrichten.

Nährwerte pro Portion:
706 kcal, 45 g Fett, 15 g Kohlenhydrate, 52 g Eiweiß, 16 g Ballaststoffe

Hähnchenpfanne mit Kichererbsen

Für 4 Portionen
Zubereitungszeit:
20 Minuten
+ 2 Stunden
Marinierzeit

Zutaten

- 400 g Hähnchenbrust
- 2 EL Kokosöl
- 1 Msp. Ras el hanout
- Salz & Pfeffer
- 1 Zwiebel
- 2 Knoblauchzehen
- 1 walnussgroßes Stück Ingwer
- 1 Chilischote
- 150 g Kirschtomaten
- 100 g Spinat
- 4 Stiele Koriander
- 400 g Kichererbsen, Abtropfgewicht
- 2 Lorbeerblätter
- 100 ml Gemüsebrühe

Zubereitung

1. Das Hähnchen unter kaltem Wasser abwaschen, trocken tupfen und in Stücke schneiden. Das Kokosöl mit dem Ras el hanout und je 1 Prise Salz und Pfeffer verrühren. Das Fleisch damit einstreichen, in einen verschließbaren Behälter geben und ca. 2 Stunden im Kühlschrank marinieren.
2. Die Zwiebeln und den Knoblauch sowie den Ingwer schälen und sehr fein würfeln. Die Chilischote waschen, halbieren, entkernen und ebenfalls fein würfeln. Die Kirschtomaten waschen und trocken tupfen. Den Spinat waschen und trocken schütteln. Den Koriander waschen, trocken schütteln und die Hälfte fein hacken, bei der anderen Hälfte die Blättchen vom Stiel zupfen.
3. Die Kichererbsen in ein Sieb gießen, unter kaltem Wasser abspülen und abtropfen lassen.
4. Das Hähnchen aus dem Kühlschrank nehmen, eine beschichtete Pfanne auf dem Herd erhitzen und das Fleisch mit der Marinade hineinlegen. Von allen Seiten scharf anbraten,
5. Dann Zwiebel-, Knoblauch- und Ingwerwürfel sowie Chili dazugeben und bei mittlerer Hitze kurz mitbraten. Die Tomaten, den Spinat, die Kichererbsen und den gehackten Koriander sowie die Lorbeerblätter dazugeben und mit der Brühe angießen.
6. Das Gericht ca. 15 Minuten köcheln lassen, dann die Lorbeerblätter herausnehmen, abschmecken und

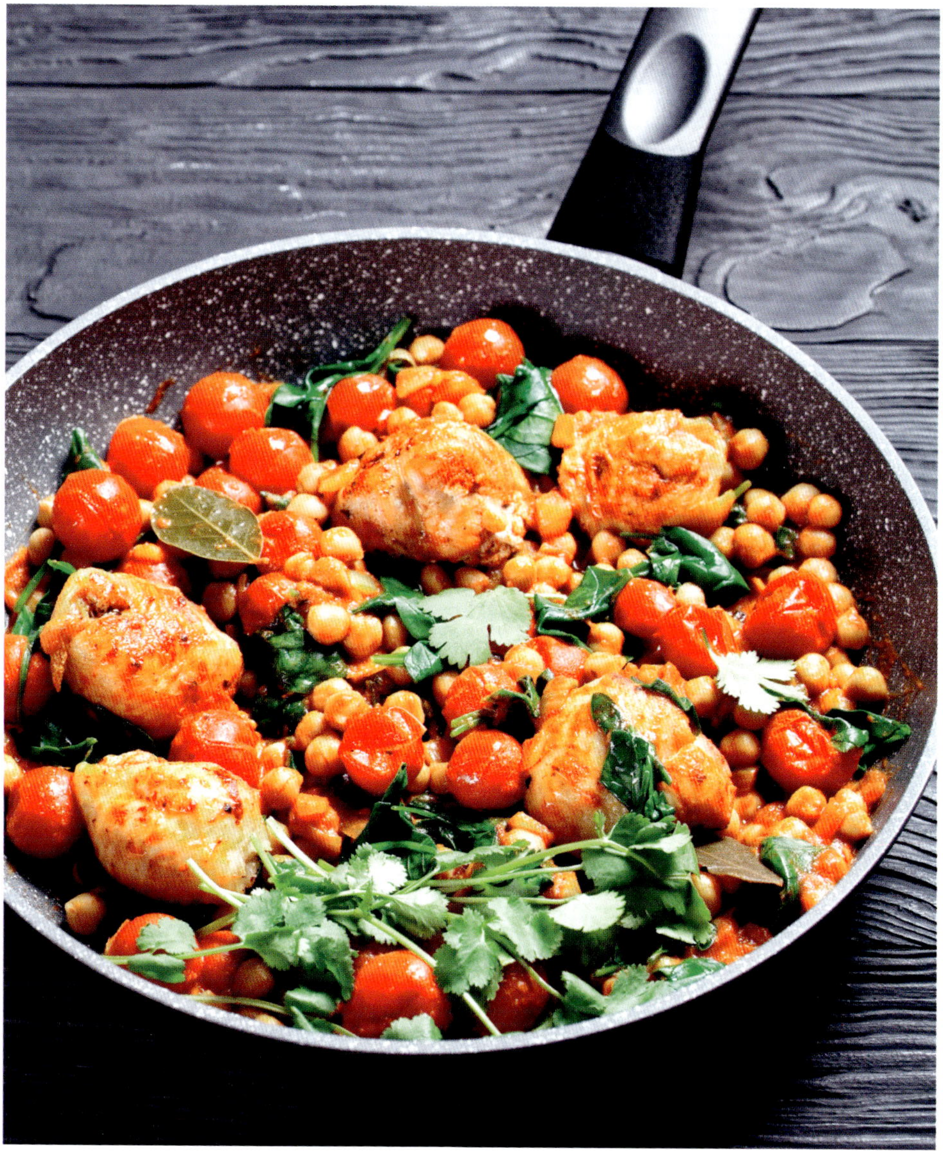

ggf. mit etwas Salz, Pfeffer und Ras el hanout nachwürzen.

7. Mit dem restlichen Koriander bestreuen und servieren.

Nährwerte pro Portion:

319 kcal, 11 g Fett, 24 g Kohlenhydrate, 31 g Eiweiß, 7,2 g Ballaststoffe

Desserts und Gebäck

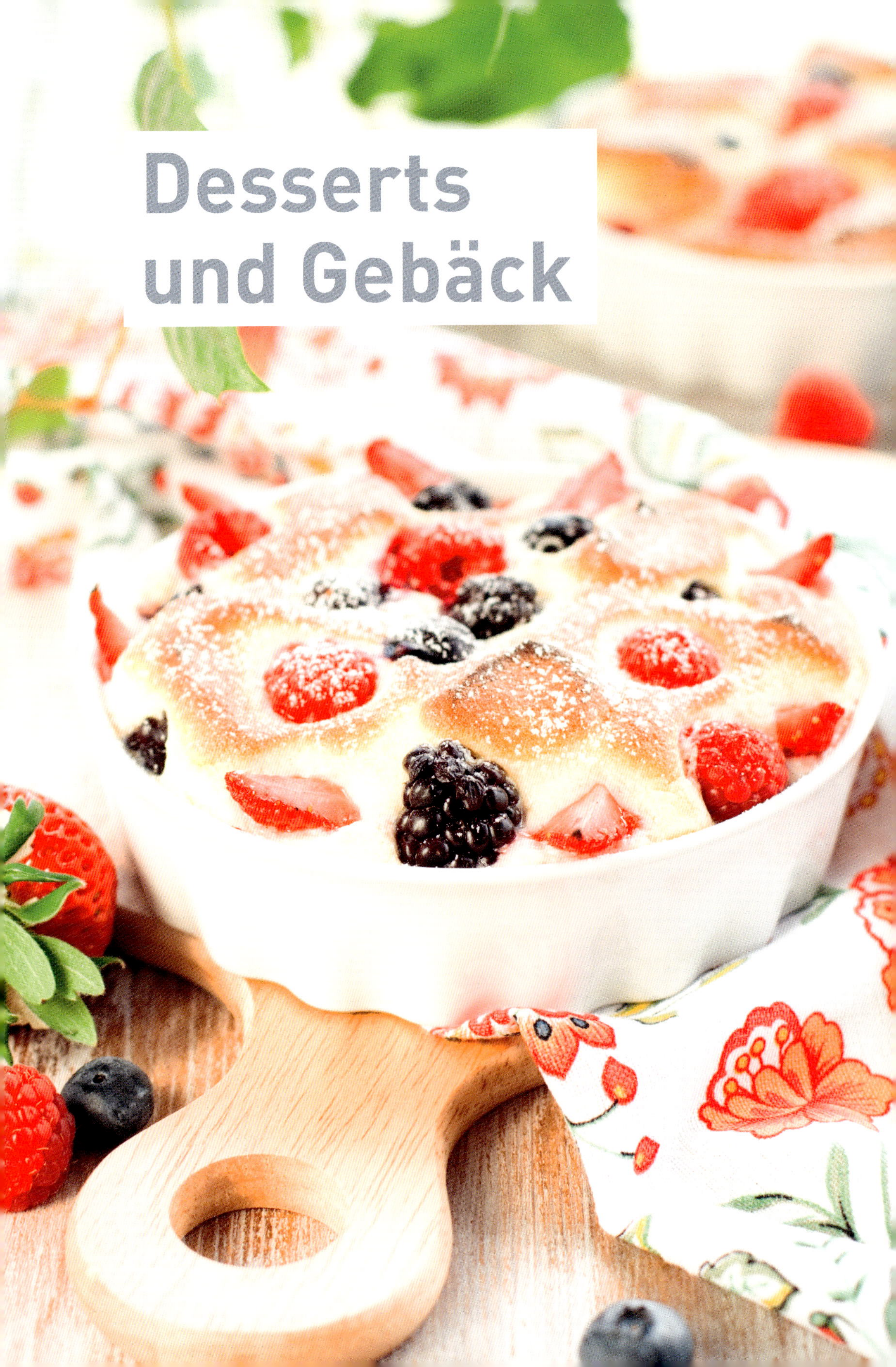

Beeriger Quarkauflauf

Für 4 Portionen
Zubereitungszeit:
10 Minuten
+ 30 Minuten Backzeit

Zutaten

- 200 g Beeren, nach Wahl
- 400 g Magerquark
- 200 g Frischkäse, bis 3 % Fett
- 4 Eier, Größe M
- 4 EL Erythrit-Puderzucker + 2 TL zum Bestreuen
- 2 EL Mandelmehl
- 2 EL Vanillepuddingpulver
- 2 EL Zitronensaft, frisch gepresst

Zubereitung

1. Den Backofen auf 180 °C Ober-/Unterhitze vorheizen.
2. Die Beeren waschen und trocken tupfen, große Beeren halbieren oder vierteln.
3. Den Quark mit dem Frischkäse, Eiern, Erythrit-Puderzucker, Mandelmehl, Vanillepuddingpulver und Zitronensaft gut verrühren.
4. Die Quarkmasse in 4 kleine Aufläufförmchen geben und die Beeren darauf verteilen.
5. Nun im vorgeheizten Backofen 25–30 Minuten backen.
6. Aus dem Ofen nehmen, etwas abkühlen lassen und dann lauwarm oder kalt mit etwas Erythrit-Puderzucker bestreut servieren.

Nährwerte pro Portion:
284 kcal, 9 g Fett, 34 g Kohlenhydrate, 30,5 g Eiweiß, 4,7 g Ballaststoffe

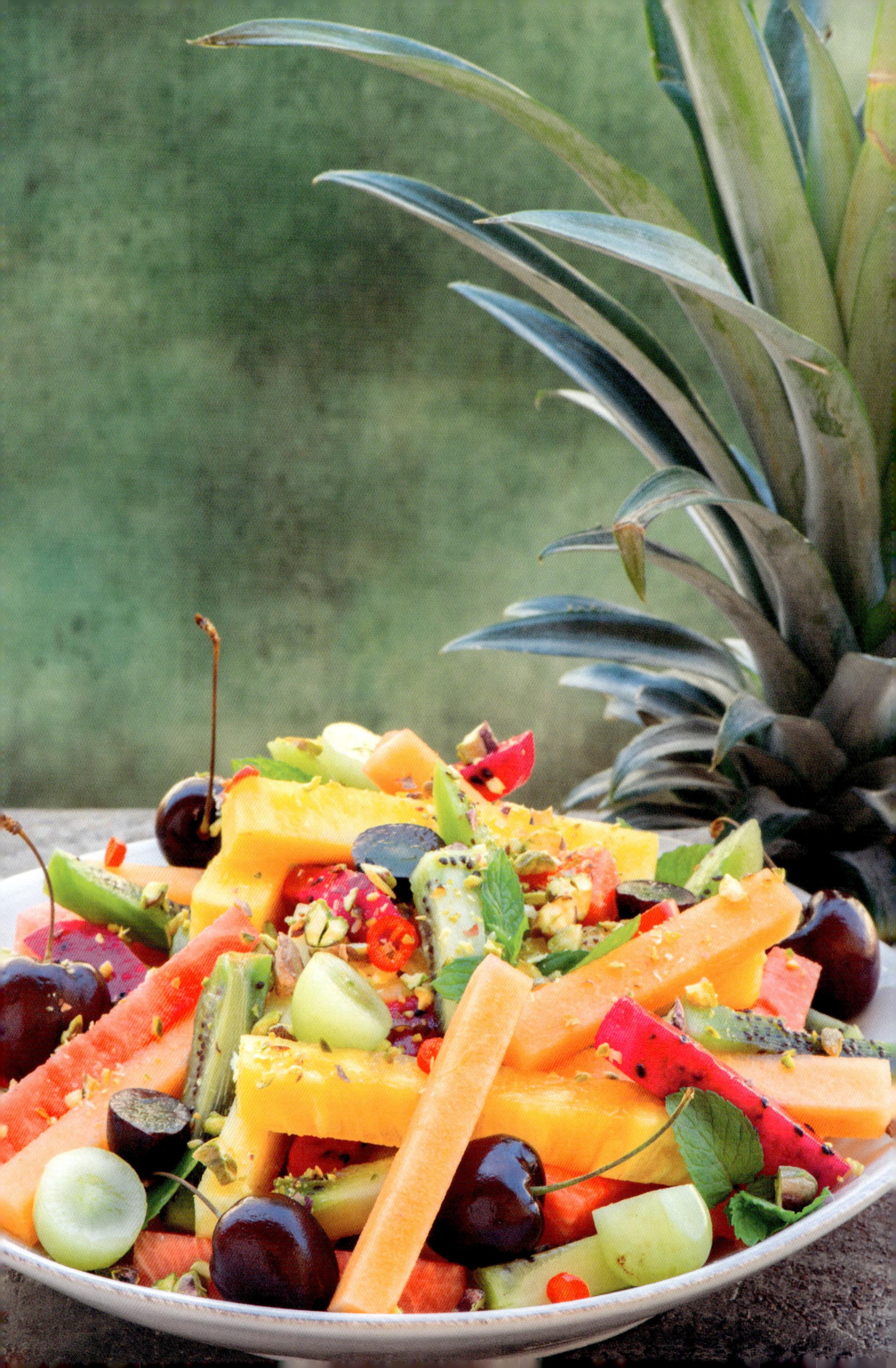

Exotischer Obstsalat

Für 4 Portionen
Zubereitungszeit: 25 Minuten

Zutaten

- 50 g Kirschen
- 50 g helle Trauben
- 50 g dunkle Trauben
- 100 g Wassermelone
- 100 g Ananas
- ½ Mango
- 1 rote Drachenfrucht
- 2 Kiwis
- 1 rote Chilischote
- einige Minzeblättchen
- 2 Orangen
- 2 TL Ahornsirup
- 50 g Pistazien

Zubereitung

1. Die Kirschen und Trauben gründlich putzen, waschen und trocknen lassen.
2. Die Melone, Ananas, Mango und Drachenfrucht schälen und in Streifen schneiden. Die Kiwis schälen und in Stücke schneiden. Die Kirschen entsteinen und halbieren, die Trauben ebenfalls halbieren.
3. Die Chilischote und die Minze waschen und trocken schütteln. Die Chilischote in feine Ringe schneiden.
4. Die Orangen auspressen und den Saft mit dem Ahornsirup verrühren. Die Pistazien hacken.
5. Das Obst auf Tellern oder in Schalen anrichten, mit dem Orangensaftdressing beträufeln, die Chiliringe sowie die Pistazien darüberstreuen und mit etwas Minze garniert servieren.

Nährwerte pro Portion:
236 kcal, 7,5 g Fett, 33 g Kohlenhydrate, 4,5 g Eiweiß, 5,5 g Ballaststoffe

Kirschsorbet

Für 4 Portionen
Zubereitungszeit:
10 Minuten
+ 2 Stunden Gefrierzeit

Zutaten

- 500 g Kirschen, frisch oder TK
- 1 Zitrone
- 50 g Honig
- 3 EL Sahne, 19 % Fett
- 100 g Kirschen, frisch
- optional: etwas Melisse

Zubereitung

1. Die frischen Kirschen waschen, trocken tupfen und entsteinen TK-Kirschen etwas antauen lassen. Die Zitrone auspressen.
2. Die Kirschen mit dem Zitronensaft und Honig in einen Standmixer geben. Zu einer glatten Masse pürieren. Nach und nach die Sahne zugeben. Zu einer glatten Masse mixen.
3. Die Masse in eine gefriergeeignete Form füllen, glatt streichen und 1 Stunde einfrieren, bis das Sorbet halbfest ist. Dann herausnehmen, einmal gut umrühren, wieder glattstreichen und 1 weitere Stunde gefrieren lassen.
4. Zum Servieren die frischen Kirschen waschen, trocken tupfen und entkernen, die Melisse waschen und trocken tupfen. Das Kirschsorbet mit einem Eisportionierer in Schalen geben, die frischen Kirschen darauf verteilen und mit Melisse garnieren.

! Tipp: Dieses Eis können Sie auch mit Beeren zubereiten, hier sind Ihrer Fantasie keine Grenzen gesetzt. Erdbeeren, Himbeeren, Heidelbeeren, Brombeeren, Johannisbeeren oder gemischte Beeren funktionieren und schmecken wunderbar.

Nährwerte pro Portion:
170 kcal, 3,5 g Fett, 32 g Kohlenhydrate, 1,8 g Eiweiß, 2,7 g Ballaststoffe

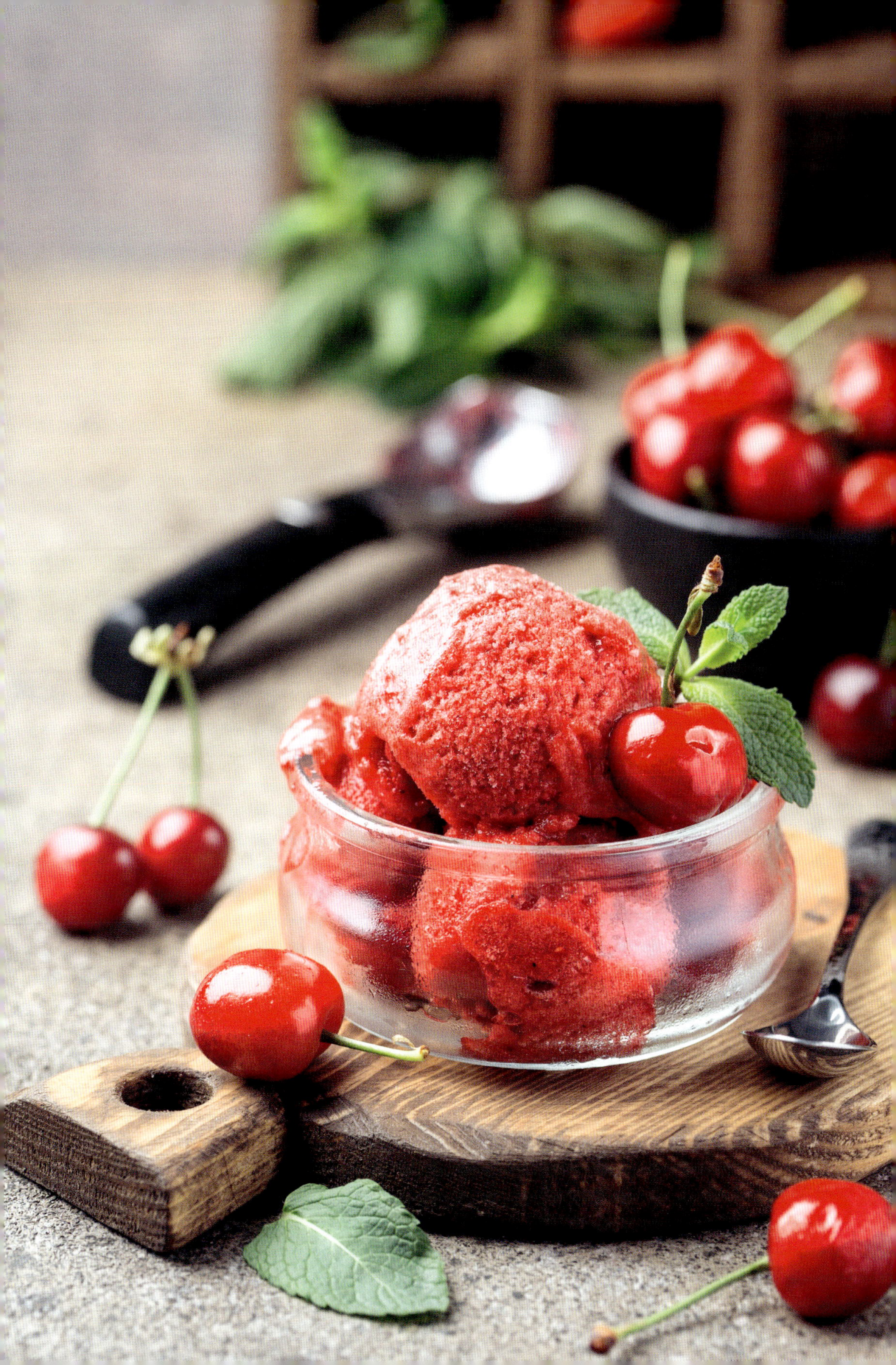

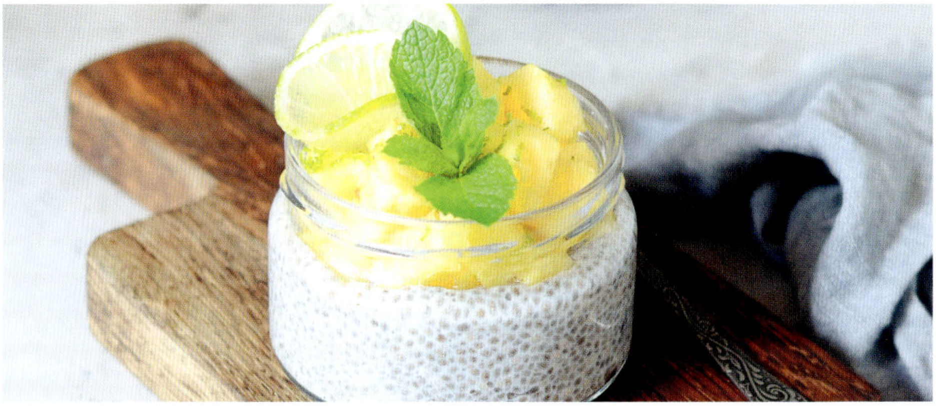

Chiapudding mit Ananas

Für 4 Portionen
Zubereitungszeit:
10 Minuten
+ 5 Stunden Ziehzeit

Zutaten

- 2 Limetten
- 140 g Chiasamen
- 700 ml Mandeldrink, ungesüßt
- 2 TL Honig
- 200 g Ananas
- etwas Minze

Zubereitung

1. Den Saft einer Limette auspressen.
2. Die Chiasamen mit dem Limettensaft, dem Mandeldrink und dem Honig gut vermischen.
3. In 4 verschließbare Gläser geben und mindestens 5 Stunden oder über Nacht im Kühlschrank durchziehen lassen.
4. Kurz vor dem Servieren die zweite Limette waschen und trocken tupfen. Von einer Hälfte die Zesten abreiben, die andere Hälfte in sehr dünne Scheiben schneiden. Die Ananas in Würfel schneiden. Die Minze waschen, trocken schütteln und die Blättchen vom Stiel zupfen.
5. Die Ananas auf den Pudding geben und die Limettenscheiben anlegen. Mit den Limettenzesten bestreuen, mit etwas Minze anrichten und servieren.

Nährwerte pro Portion:
238 kcal, 13,5 g Fett, 13,5 g Kohlenhydrate, 8,5 g Eiweiß, 11,7 g Ballaststoffe

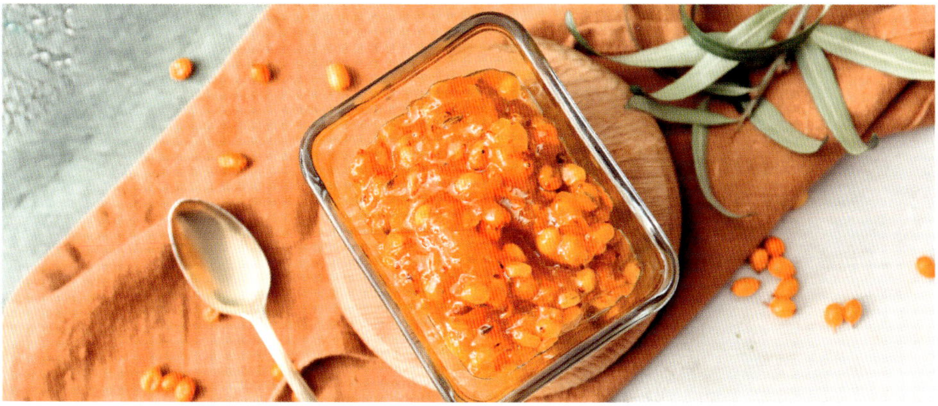

Sanddornkompott auf Haselnusscreme

Für 4 Portionen
Zubereitungszeit:
20 Minuten + Kühlzeit

Zutaten

- 400 g Sanddornbeeren
- 200 ml Apfel-Sanddorn-Saft
- 2 TL Honig
- Mark von ½ Vanilleschote
- 2 EL Haselnüsse, gemahlen
- 100 g Schlagsahne
- 100 g Frischkäse, bis 3 % Fett
- 100 g Magerquark
- Erythrit-Puderzucker

Zubereitung

1. Für das Kompott die Sanddornbeeren waschen und trocken tupfen.
2. Die Sanddornbeeren mit dem Saft, dem Honig und dem Vanillemark in einen Topf geben und aufkochen lassen. Dann zugedeckt bei mittlerer Hitze ca. 5 Minuten garen lassen. Vom Herd nehmen und auskühlen lassen.
3. In der Zwischenzeit die Haselnüsse in einer beschichteten Pfanne ohne Fettzugabe leicht anrösten, dann beiseitestellen und abkühlen lassen.
4. Die Sahne steif schlagen. Den Frischkäse und den Quark unterrühren und mit Erythrit-Puderzucker nach Belieben süßen. Die Haselnüsse unter die Creme rühren.
5. Die Haselnusscreme auf 4 Schälchen verteilen und das Sanddornkompott darauf verteilen.

Nährwerte pro Portion:
292 kcal, 18,5 g Fett, 21 g Kohlenhydrate, 9 g Eiweiß, 3,7 g Ballaststoffe

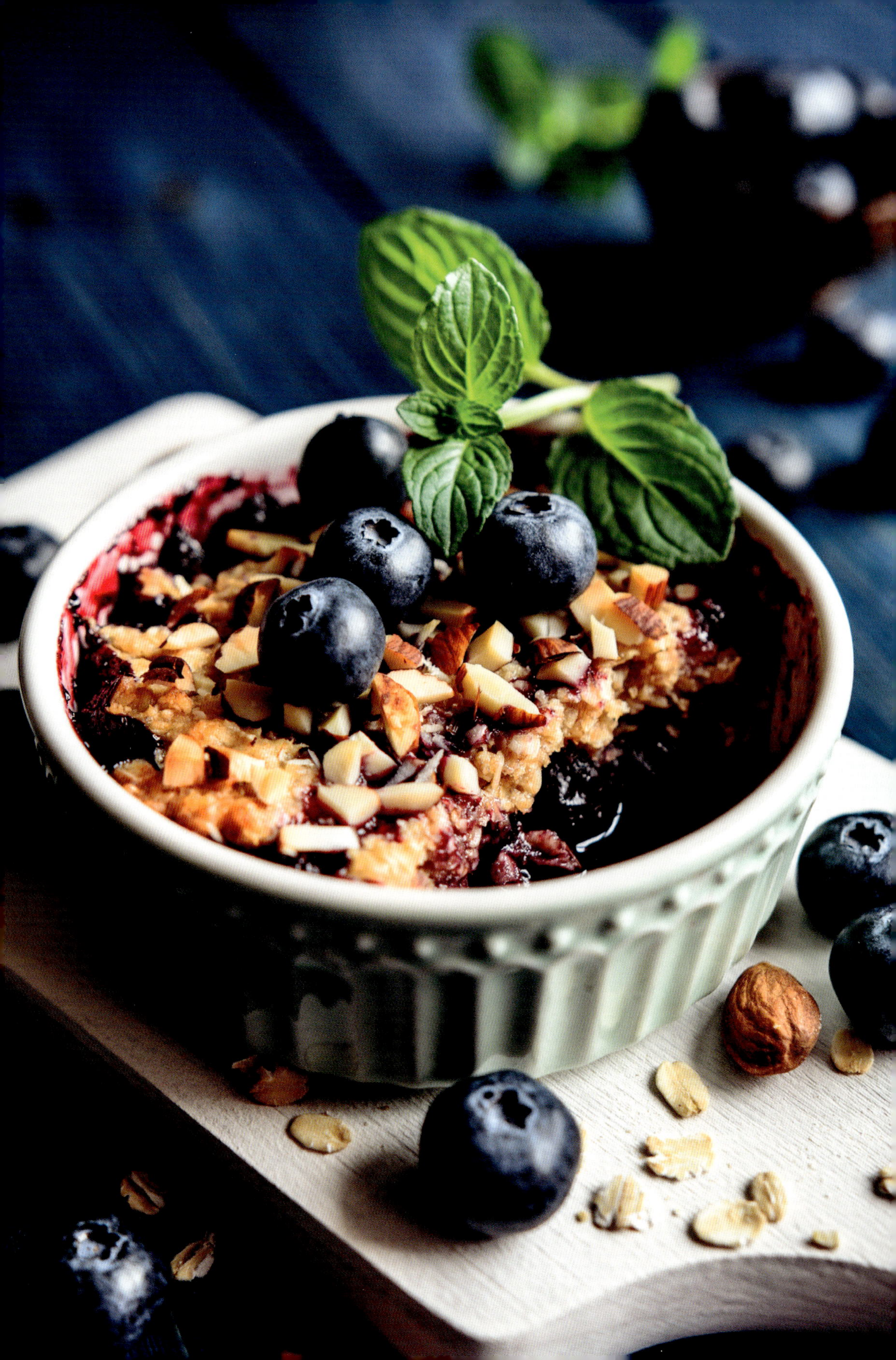

Heidelbeer-Crumble

Für 4 Portionen
Zubereitungszeit:
50 Minuten

Zutaten

Für die Beeren

- 600 g Heidelbeeren
- 1 TL Zitronenabrieb
- 4 EL Erythrit
- 1 TL Zimt
- optional: etwas Zitronenmelisse

Für den Crumble

- 60 g Mandeln
- 60 g Kokosöl, weich
- 80 g Kokosmehl
- 40 g Haferflocken
- 60 g Erythrit

Zubereitung

1. Den Backofen auf 180 °C Ober-/Unterhitze vorheizen und 4 kleine Auflaufförmchen oder eine größere Form bereitstellen.
2. Die Heidelbeeren waschen und gut abtropfen lassen. Einige Heidelbeeren für die Dekoration beiseitelegen. Die restlichen Heidelbeeren mit dem Zitronenabrieb, Erythrit und Zimt mischen und in die Auflaufförmchen verteilen.
3. Für den Crumble die Mandeln grob hacken. Das Kokosöl mit dem Kokosmehl, den Haferflocken und dem Erythrit zu krümeligen Streuseln kneten. Die Streusel über die Früchte geben und mit den Mandeln bestreuen.
4. In den vorgeheizten Ofen schieben und ca. 25 Minuten backen, bis der Crumble goldgelb ist. Aus dem Ofen nehmen, mit den zurückbehaltenen Früchten und etwas Melisse dekorieren und noch warm servieren.

Nährwerte pro Portion:
394 kcal, 27 g Fett, 52 g Kohlenhydrate, 10 g Eiweiß, 17 g Ballaststoffe

Himbeer-Muffins

Für 12 Muffins
Zubereitungszeit:
40 Minuten

Zutaten

- 250 g Himbeeren
- 50 g weiche Butter
- 100 g Erythrit
- 1 Pck. Vanillezucker
- 1 Prise Salz
- 2 Eier, Größe L
- 200 g Frischkäse, bis 3 % Fett
- 250 g Dinkelmehl
- 2 TL Backpulver
- 4 EL Mandelblättchen
- optional: frische Himbeeren
- optional: Erythrit-Puderzucker

Zubereitung

1. Den Backofen auf 200 °C Ober-/Unterhitze vorheizen.
2. Die Himbeeren waschen und trocken tupfen.
3. Butter, Erythrit, Vanillezucker und Salz schaumig rühren. Die Eier und den Frischkäse unterrühren.
4. Mehl und Backpulver in einer Schüssel mischen und unter die Eier-Frischkäse-Masse rühren. Die Himbeeren vorsichtig unterheben.
5. Die 12 Mulden eines Muffinblechs mit Papierförmchen auslegen. Den Teig gleichmäßig darauf verteilen und die Mandelblättchen daraufstreuen. Die Muffins im vorgeheizten Ofen 20–25 Minuten backen. Herausnehmen und auskühlen lassen.
6. Nach Belieben mit frischen Himbeeren und Erythrit-Puderzucker garnieren.

Nährwerte pro Muffin:
180 kcal, 8 g Fett, 18 g Kohlenhydrate, 8 g Eiweiß, 2,5 g Ballaststoffe

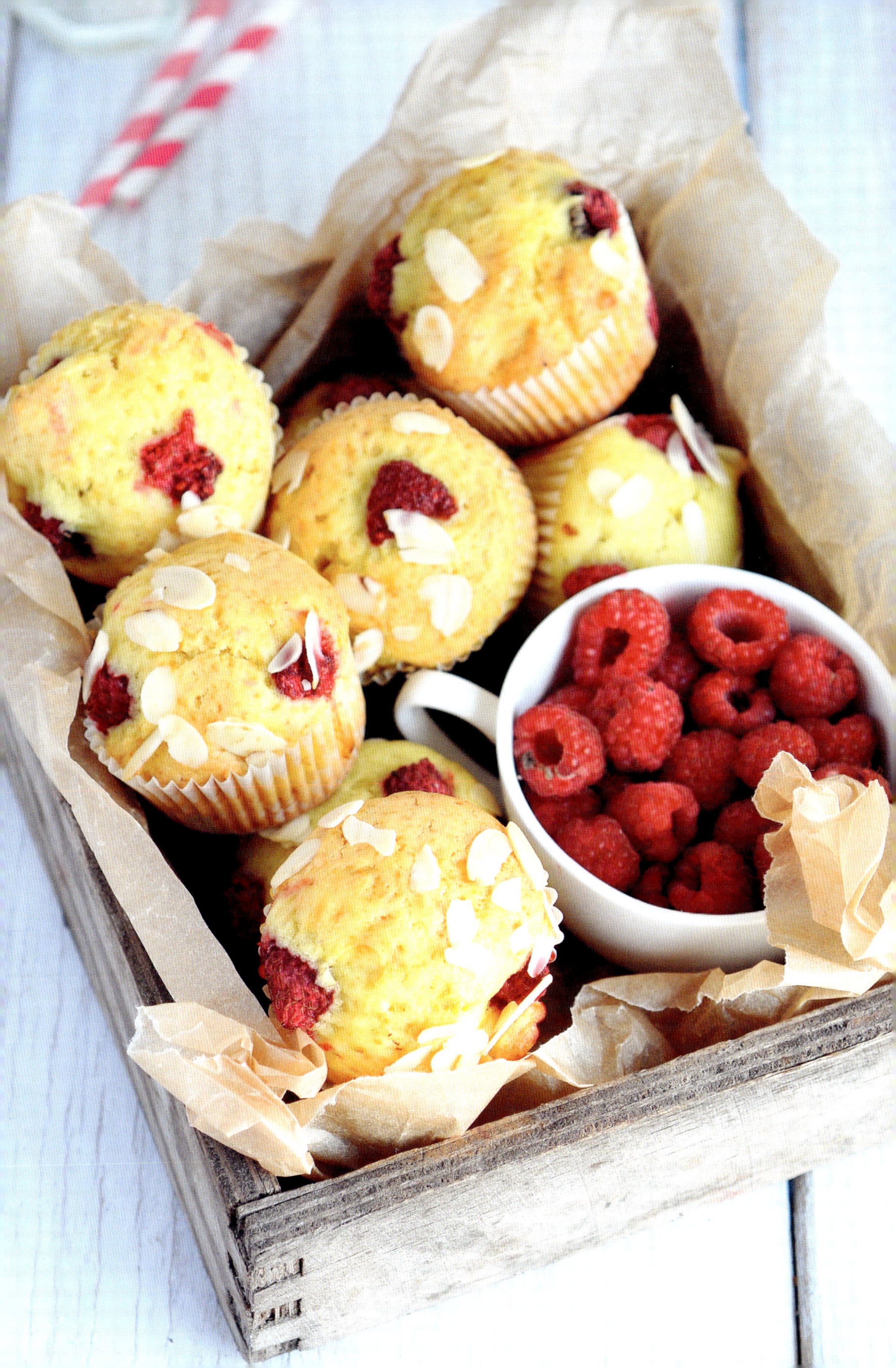

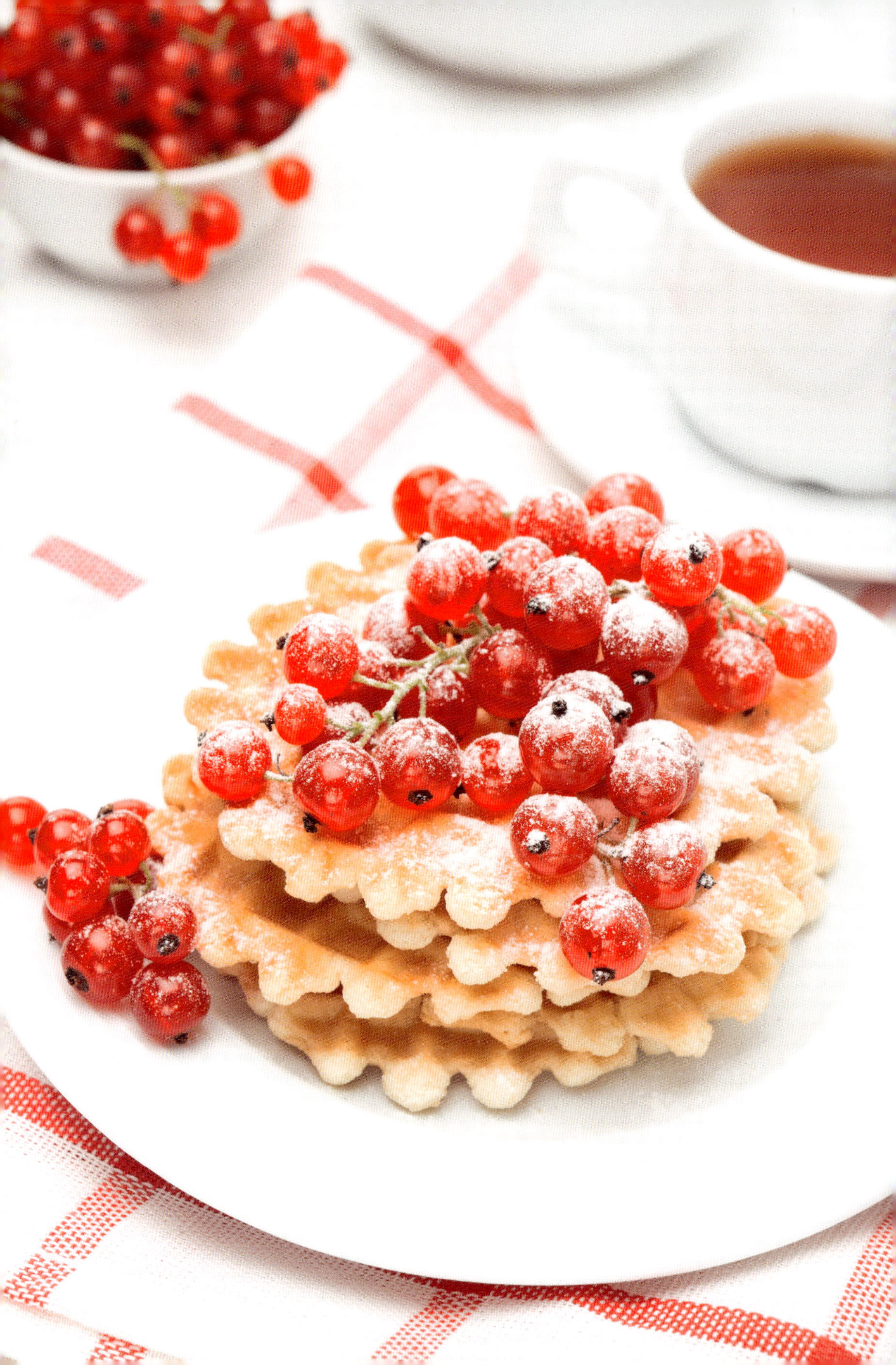

Dinkelwaffeln mit Johannisbeeren

Für 4 Portionen
Zubereitungszeit:
30 Minuten

Zutaten

- 150 g Dinkelmehl
- 1 TL Backpulver
- 1 EL Erythrit
- 1 Prise Salz
- 3 EL Kokosöl
- 200 ml Milch, 1,5 % Fett
- 2 Eier, Größe M
- 100 ml Mineralwasser
- 200 g rote Johannisbeeren
- 1 TL Erythrit-Puderzucker

Zubereitung

1. Das Mehl mit dem Backpulver, Erythrit und 1 Prise Salz in einer Schüssel mischen.
2. 2 EL Kokosöl schmelzen lassen, mit der Milch und den Eiern zur Mehlmischung geben und gut verrühren. Das Mineralwasser unterrühren.
3. Das Waffeleisen erhitzen, dabei die Herstellerangaben beachten. Das Waffeleisen pro Backgang mit ein wenig Kokosöl ausstreichen und nacheinander 8 Waffeln backen. Herausnehmen und im vorgeheizten Backofen bei 80 °C Ober-/Unterhitze warmhalten.
4. Die Johannisbeeren waschen, putzen und trocken tupfen.
5. Die Waffeln auf Tellern anrichten, die Beeren daraufgeben und direkt vor dem Servieren mit Erythrit-Puderzucker bestäuben.

Nährwerte pro Portion:
328 kcal, 15 g Fett, 33 g Kohlenhydrate, 14 g Eiweiß, 5 g Ballaststoffe

Snacks und Getränke

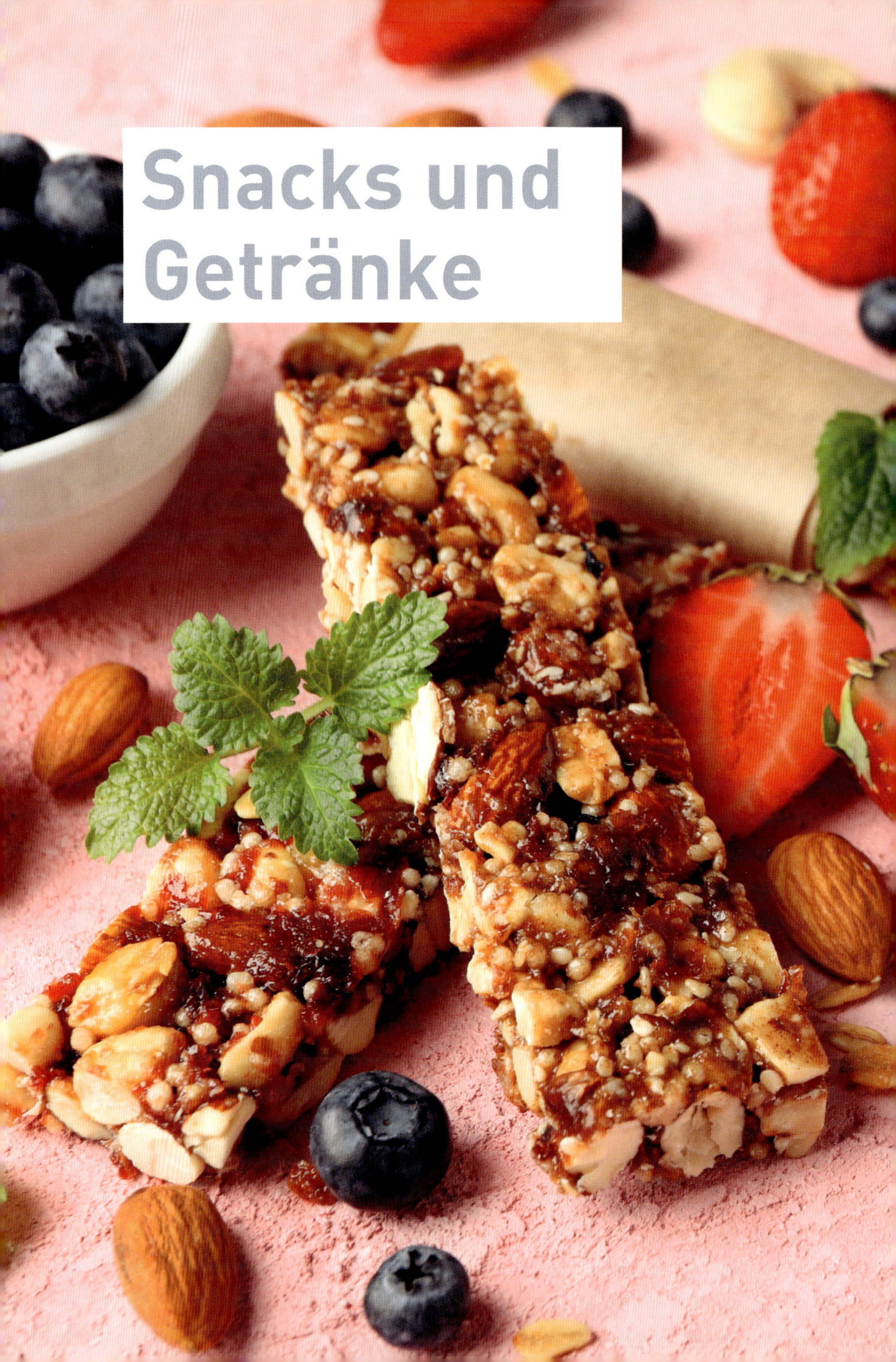

Fruchtige Müsliriegel

Für 12 Riegel
Zubereitungszeit:
40 Minuten

Zutaten

- 3 reife Bananen
- 50 g Heidelbeeren
- 50 g Erdbeeren
- 50 g Mandeln
- 50 g Haselnüsse
- 50 g Rosinen
- 2 EL Kokosöl
- 200 g Haferflocken
- 50 g Amaranth, gepufft
- 1 Prise Salz
- 2 TL Honig

Zubereitung

1. Den Backofen auf 180 °C Ober-/Unterhitze vorheizen und eine eckige Backform (ca. 20 x 30 cm) mit Backpapier auslegen.
2. Die Bananen schälen und glatt pürieren. Die Heidelbeeren und die Erdbeeren waschen, trocken tupfen und würfeln.
3. Die Mandeln und die Haselnüsse grob hacken. Die Rosinen etwas zerkleinern, falls sie sehr groß sind. Das Kokosöl erwärmen, sodass es flüssig wird.
4. Nun alle Zutaten gut miteinander mischen.
5. Die Müslimasse in die Form geben und glatt streichen. In den Ofen schieben und 15–20 Minuten backen, bis sie goldbraun ist. Dann herausnehmen und abkühlen lassen.
6. Wenn die Müsliriegelplatte abgekühlt und fest ist, diese auf ein Schneidebrett stürzen, das Backpapier abziehen und in 12 Riegel schneiden.

! Tipp: Sehr praktisch ist es auch, die Riegel in einer Silikonform für Müsliriegel zu backen. Mit dieser erhalten Sie gleichmäßig große Riegel, außerdem entfällt das Schneiden der Platte, bei dem die Riegel sehr leicht brechen können.

Nährwerte pro Riegel:
189 kcal, 8 g Fett, 24 g Kohlenhydrate, 5 g Eiweiß, 3,8 g Ballaststoffe

Knäckebrot mit Hummus und Champignons

Für 4 Portionen
Zubereitungszeit: 40 Minuten

Zutaten

Für das Knäckebrot

- 1 EL Rapsöl
- 2 EL Leinsamen, geschrotet
- ½ TL Sesam
- 1 EL Roggenschrot
- 2 EL Haferkleie
- 7 EL Wasser

Für das Hummus

- 265 g Kichererbsen, Abtropfgewicht (Dose)
- 1 Zitrone
- 2 Knoblauchzehen
- ½ TL Salz
- 120 g Tahini
- 100 ml Wasser, kalt
- 1 EL Olivenöl
- ½ TL Kreuzkümmel, gemahlen

Für den Belag

- 150 g Champignons
- 1 Knoblauchzehe
- 1 TL Rapsöl
- 1 TL Chilipulver oder Chiliflocken

Zubereitung

1. Den Backofen auf 150 °C Umluft vorheizen. Ein Backblech mit Backpapier belegen und dieses mit dem Öl bepinseln.
2. Leinsamen, Sesam, Roggenschrot und Haferkleie mit dem Wasser verrühren. 3–5 Minuten quellen lassen. Die Knäckebrotmasse dünn auf dem Backblech verstreichen. Mit angefeuchteten Fingern oder einem feuchten Löffel flach andrücken. Im Backofen ca. 6–8 Minuten backen.
3. Danach die Knäckebrote in Stücke schneiden und auskühlen lassen.
4. In der Zwischenzeit das Hummus herstellen. Dazu ein Sieb über eine Schüssel stellen, die Kichererbsen daraufgießen und abtropfen lassen. 50 ml Kichererbsenwasser abmessen und ein paar Kichererbsen für die Deko beiseitestellen.
5. Die Zitrone auspressen. Die Knoblauchzehen schälen. Den Zitronensaft, die Knoblauchzehen und das Salz in einen Standmixer oder

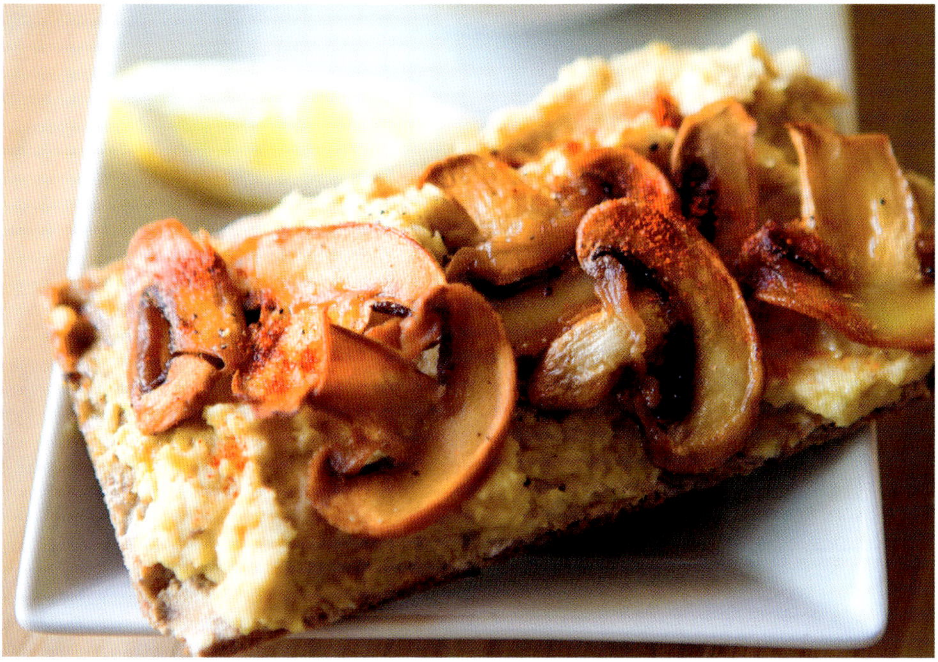

Multizerkleinerer geben und glatt mixen. Dann das Tahini dazugeben und untermixen. Nun langsam das kalte Wasser und das Kichererbsenwasser zugießen und dabei weiter mixen. Zum Schluss die Kichererbsen, ½ EL Olivenöl und den Kreuzkümmel hinzugeben und 2–3 Minuten pürieren, bis eine cremige Masse entsteht. Das Hummus in eine Schüssel füllen, das restliche Olivenöl darauf träufeln und die zurückbehaltenen Kichererbsen darauf anrichten.

6. Die Champignons putzen, abbürsten und in Scheiben schneiden. Die Knoblauchzehen schälen und längs halbieren. Das Öl in einer Pfanne erhitzen und die Knoblauchzehen mit der Schnittseite hineinlegen und glasig dünsten. Dann die Champignons hinzugeben und goldbraun braten, ca. 5 Minuten.
7. Die Knäckebrotscheiben mit dem Hummus bestreichen, mit den Champignons belegen und jeweils eine Prise Chilipulver oder Chiliflocken daraufstreuen.

Nährwerte pro Portion:
410 kcal, 26 g Fett, 29 g Kohlenhydrate, 15 g Eiweiß, 8,7 g Ballaststoffe

Herzhafte Muffins mit Erbsen und Pilzen

Für 8 Muffins
Zubereitungszeit:
45 Minuten

Zutaten

- 1 Zwiebel
- 1 Knoblauchzehe
- 250 g Champignons
- 80 g Erbsen, TK
- 2 Stiele Dill
- 2 Stiele Petersilie
- 1 TL Rapsöl
- Salz & Pfeffer
- 8 Eier, Größe M
- 2 EL Milch, 1,5 % Fett
- 80 g Gouda, gerieben, 30 % Fett i. Tr.

Zubereitung

1. Den Backofen auf 180 °C Umluft vorheizen und 8 Silikon-Muffinförmchen auf ein Backblech stellen.
2. Die Zwiebel und den Knoblauch schälen und fein hacken. Die Champignons putzen, abbürsten und klein schneiden. Die Erbsen antauen lassen. Den Dill und die Petersilie waschen, trocken schütteln und hacken.
3. Das Öl in einer Pfanne erhitzen und die Zwiebel und den Knoblauch darin glasig andünsten. Dann die Champignons zugeben und bei mittlerer Hitze 5 Minuten mitbraten. Nun die Erbsen in die Pfanne geben und ca. 2 Minuten garen lassen. Das Ganze mit Salz und Pfeffer würzen.
4. Die Eier mit der Milch gut verquirlen und mit Salz und Pfeffer würzen. Den geriebenen Käse sowie die gehackten Kräuter darunterrühren.
5. Das Gemüse aus der Pfanne in die Silikonförmchen geben und die Eiermasse darauf gießen. Das Blech in den Ofen schieben. Auf der mittleren Schiene 20–25 Minuten backen.
6. Aus dem Ofen nehmen, etwas abkühlen lassen und dann aus den Förmchen lösen.

Nährwerte pro Muffin:
137 kcal, 9 g Fett, 3 g Kohlenhydrate, 12 g Eiweiß, 1,4 g Ballaststoffe

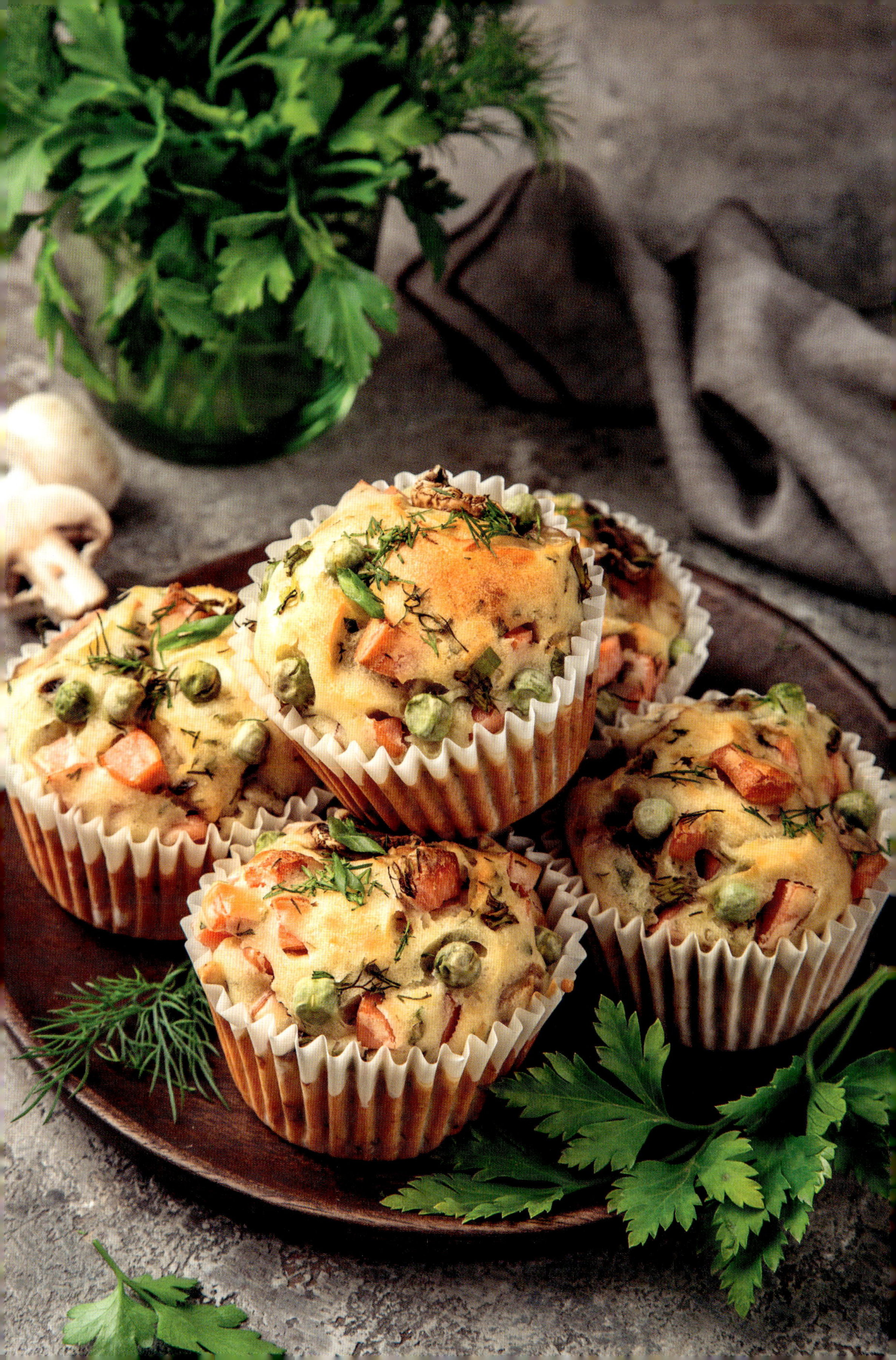

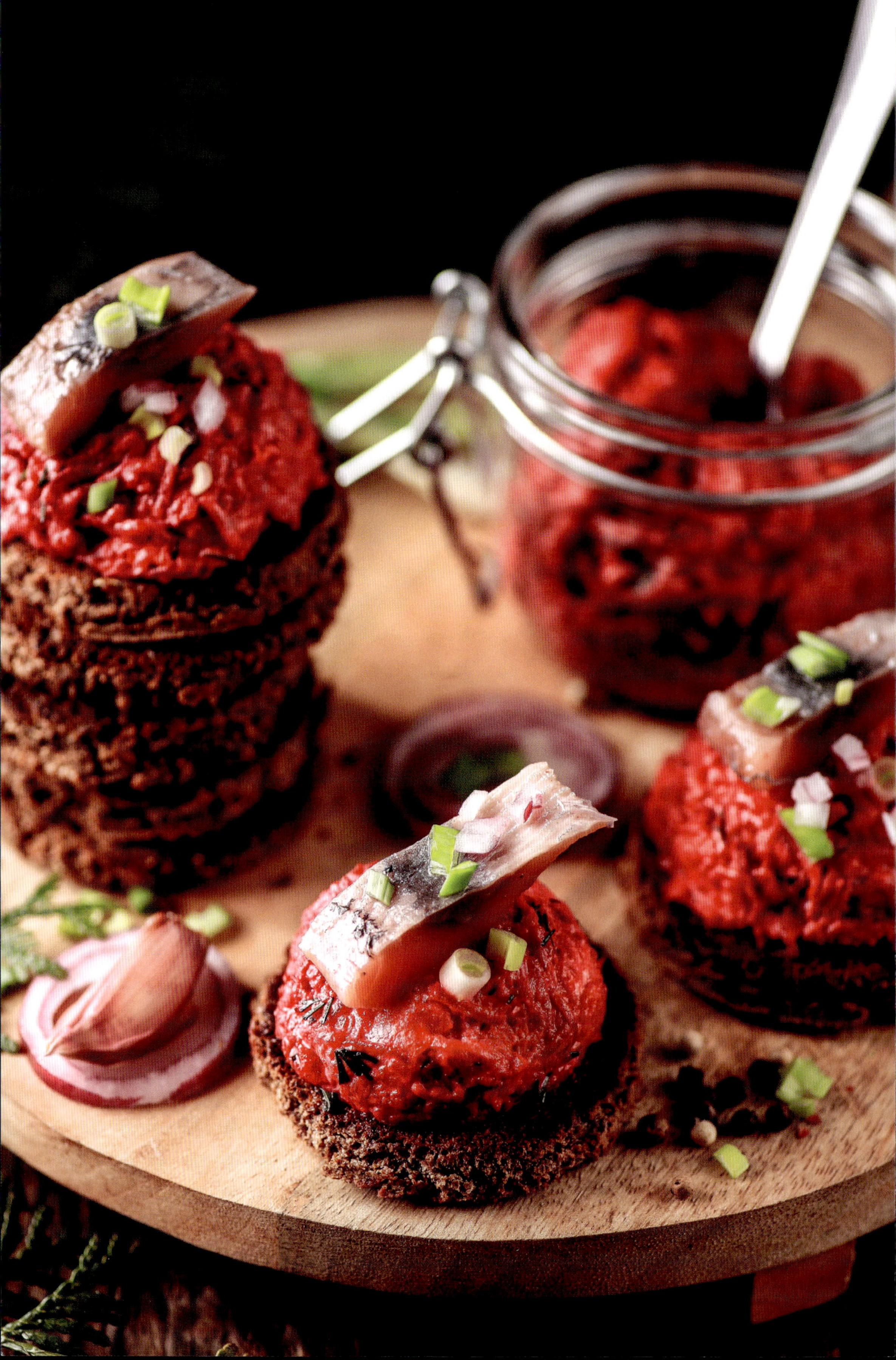

Rote Bete-Creme mit Hering auf Pumpernickel

Für 4 Portionen
Zubereitungszeit:
25 Minuten + Abkühlzeit

Zutaten

- 2 Zwiebeln
- 1 Knoblauchzehe
- 1 walnussgroßes Stück Ingwer
- 1 EL Rapsöl
- 500 g Rote Bete, vorgegart
- 1 Apfel, z. B. Boskop
- ¼ l Rote Bete-Saft
- Salz & Pfeffer, nach Geschmack
- 1 Frühlingszwiebel
- ½ rote Zwiebel
- 200 g Heringsfilet oder Matjesfilet, in Öl
- 12 runde Scheiben Pumpernickel

Zubereitung

1. Die Zwiebeln, den Knoblauch und den Ingwer schälen und fein hacken. Die Zwiebeln und den Knoblauch in einem Topf mit dem heißen Öl bei schwacher Hitze ca. 2 Minuten anschwitzen. Den Ingwer dazugeben und kurz mit braten.
2. Die Rote Bete in kleine Würfel schneiden. Den Apfel schälen, das Kerngehäuse entfernen und den Apfel klein schneiden. Apfel und Rote Bete mit in den Topf geben. Den Rote Bete-Saft dazugeben, alles einmal aufkochen und ca. 10 Minuten köcheln lassen. Danach die Creme mit einem Stabmixer fein pürieren und mit Salz und Pfeffer abschmecken. Die Creme abkühlen lassen.
3. Die Frühlingszwiebel waschen, putzen und in feine Röllchen schneiden. Die rote Zwiebel schälen und fein hacken.
4. Die Heringsfilets aus der Packung nehmen, trocken tupfen und in mundgerechte Stücke schneiden.
5. Auf die Pumpernickelscheiben jeweils 1–2 EL Rote Bete-Creme geben, ein Stück Heringsfilet darauflegen und mit den Frühlingszwiebeln und den Zwiebelwürfeln bestreut servieren.

Nährwerte pro Portion:
297 kcal, 11 g Fett, 34 g Kohlenhydrate, 14,5 g Eiweiß, 9 g Ballaststoffe

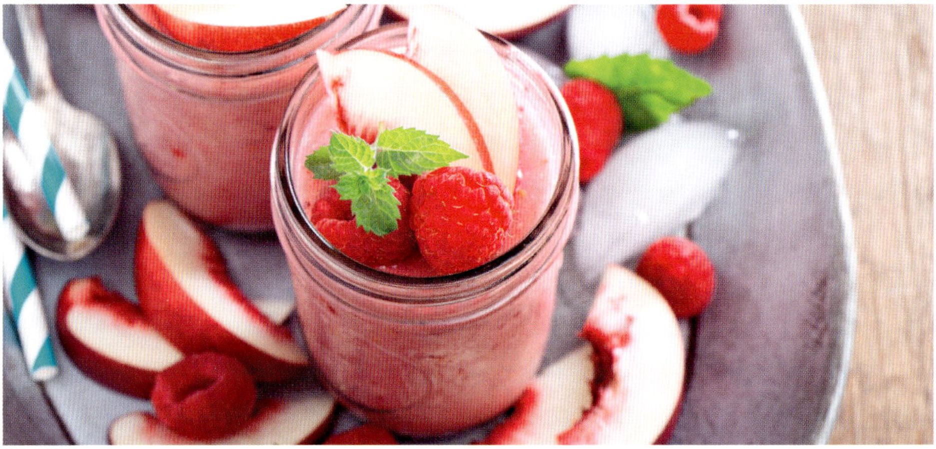

Pfirsich-Himbeer-Smoothie

Für 4 Portionen
Zubereitungszeit: 10 Minuten

Zutaten

- 4 weiße Pfirsiche
- 400 g Himbeeren
- 1 walnussgroßes Stück Ingwer
- 500 g Skyr
- 200–250 ml Wasser
- optional: einige Tropfen Flavour Drops Vanille
- optional: etwas Minze

Zubereitung

1. Die Pfirsiche waschen und trocken tupfen, dann halbieren und den Kern herauslösen. Die Himbeeren waschen und trocken tupfen. Den Ingwer schälen und fein reiben.
2. Nun die Pfirsiche in Scheiben schneiden. Einige Pfirsichscheiben und Himbeeren für die Dekoration beiseitelegen.
3. Die restlichen Pfirsiche und Himbeeren sowie den Ingwer mit dem Skyr in einen Standmixer geben und pürieren. Dann nach und nach so viel Wasser zugießen, bis die gewünschte Konsistenz erreicht ist.
4. Abschmecken und nach Belieben mit Flavour Drops süßen.
5. In 4 Gläser gießen, mit dem restlichen Obst und wenn gewünscht etwas Minze garnieren und genießen.

Nährwerte pro Portion:
168 kcal, 1 g Fett, 22 g Kohlenhydrate, 15 g Eiweiß, 10 g Ballaststoffe

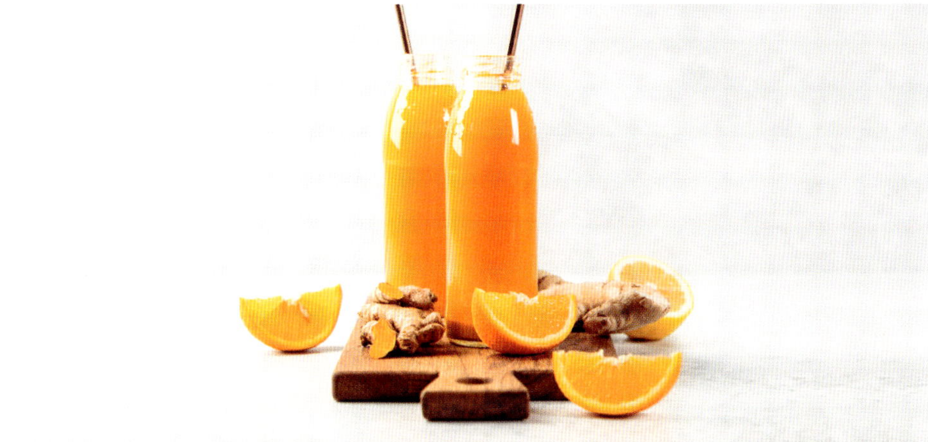

Ingwer-Shots

Ergibt ca. 500 ml, ca. 10 Portionen
Zubereitungszeit: 10 Minuten

Zutaten

- 60 g Ingwer
- 1 walnussgroßes Stück Kurkuma
- 1 Zitrone
- 5 Orangen
- optional: etwas Honig oder Ahornsirup

Zubereitung

1. Den Ingwer und die Kurkuma schälen und in kleine Stücke schneiden.
2. Die Zitrone und die Orangen auspressen.
3. Alle Zutaten in einen Standmixer geben oder mit dem Pürierstab so lange pürieren, bis alles komplett zerkleinert ist.
4. Wer es süßer mag, kann noch etwas Honig oder Ahornsirup hinzugeben.
5. In verschließbare Flaschen oder Gläser abfüllen und im Kühlschrank aufbewahren. Dort halten sich die Shots bei guter Obstqualität bis zu einer Woche.

! **Tipp:** Täglich ein Shot ist ausreichend, das entspricht einer Menge von ca. 50 ml.

Nährwerte pro Portion:
30 kcal, 0 g Fett, 5,7 g Kohlenhydrate, 0,6 g Eiweiß, 1 g Ballaststoffe

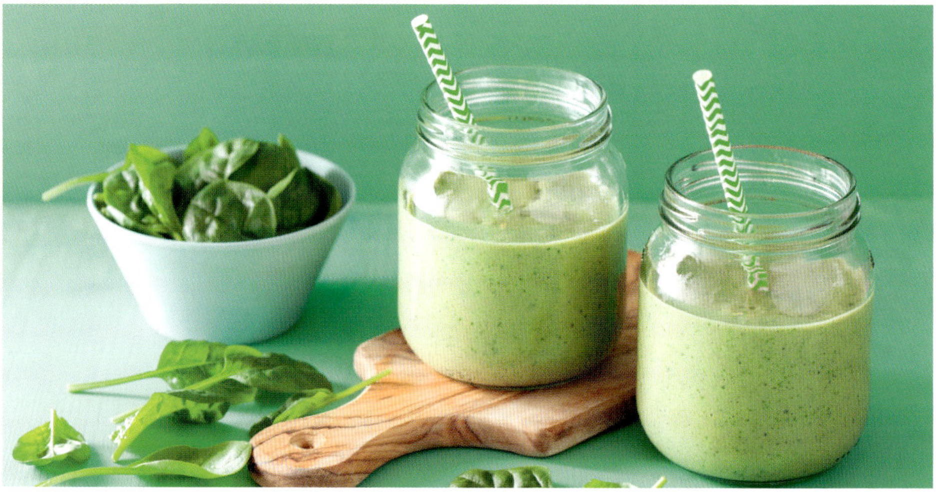

Spinat-Smoothie

Für 4 Portionen
Zubereitungszeit:
10 Minuten

Zutaten

- 300 g Babyspinat
- 2 grüne Äpfel
- 2 Bananen
- 1 Limette
- 20 g Ingwer
- 2 Stiele Koriander
- 600 ml Kokoswasser

Zubereitung

1. Den Spinat waschen und in einem Sieb abtropfen lassen. Die Äpfel waschen, das Kerngehäuse entfernen und in Stücke schneiden. Die Bananen schälen und in grobe Stücke brechen. Die Limette auspressen. Den Ingwer schälen, trocken tupfen und klein schneiden. Den Koriander waschen, trocken tupfen und hacken.
2. Das Kokoswasser mit allen vorbereiteten Zutaten in den Standmixer geben und fein pürieren.
3. Den Smoothie in 4 Gläser füllen und servieren.

! Tipp: Dieser Smoothie ist durch die Früchte bereits ausreichend gesüßt, falls Ihnen das aber nicht ausreicht, können Sie noch etwas Honig oder Ahornsirup dazugeben.

Nährwerte pro Portion:
146 kcal, 1,3 g Fett, 29 g Kohlenhydrate, 3,2 g Eiweiß, 5 g Ballaststoffe

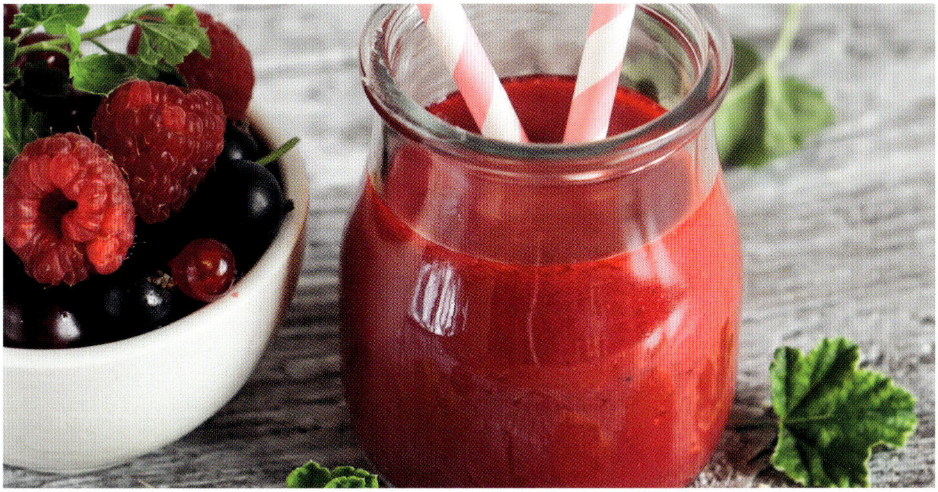

Beeren-Smoothie

Für 4 Portion
Zubereitungszeit:
10 Minuten

Zutaten

- 400 g gemischte Beeren
- 2 Bananen
- 400 g Skyr
- 200–400 ml Kokoswasser

Zubereitung

1. Die Beeren waschen und von Grün und Stängeln befreien. Die Bananen schälen und in Stücke brechen.
2. Das Obst mit dem Skyr und dem Kokoswasser in einen Standmixer geben und fein pürieren.
3. Dann nach und nach so viel Wasser zugießen, bis die gewünschte Konsistenz erreicht ist.
4. In 4 Gläser gießen, wenn gewünscht, noch mit Minze oder Melisse verzieren und genießen.

! Tipp: Vor allem im Winter können Sie diesen Smoothie auch mit TK-Beeren zubereiten. Am besten frieren Sie dazu im Sommer direkt gemischte Beeren ein oder kaufen eine fertige Beerenmischung – so haben Sie immer die Zutaten für diesen köstlichen Smoothie zur Hand.

Nährwerte pro Portion:
159 kcal, 1,3 g Fett, 23,5 g Kohlenhydrate, 12 g Eiweiß, 7,5 g Ballaststoffe

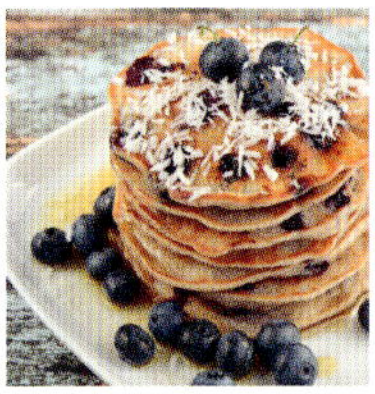

Kokos-Pfannkuchen mit Heidelbeeren
Seite 57

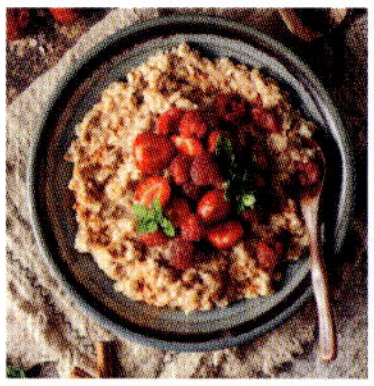

Kurkuma-Zimt-Porridge mit Beeren
Seite 59

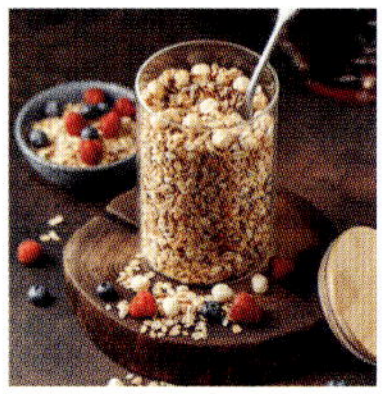

Knuspergranola
Seite 60

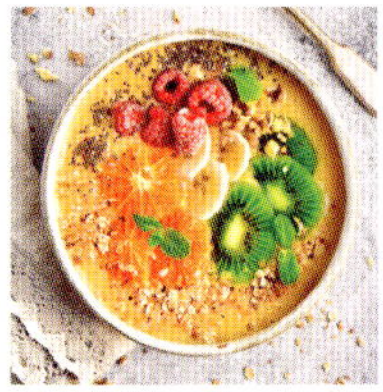

Fruchtige Smoothie-Bowl
Seite 62

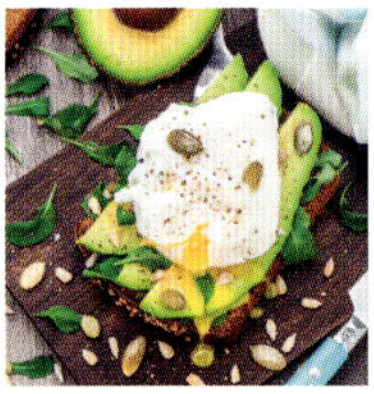

Brot mit Avocado und pochiertem Ei
Seite 65

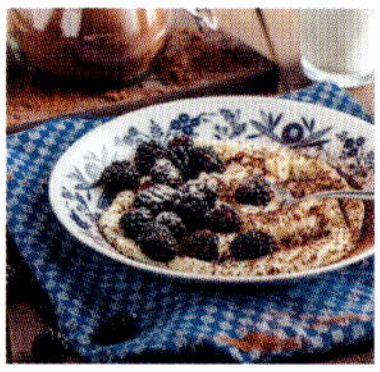

Haferbrei mit Brombeeren
Seite 66

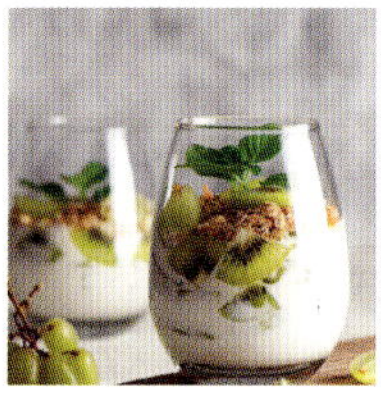

Quarkcreme mit Trauben und Kiwis
Seite 67

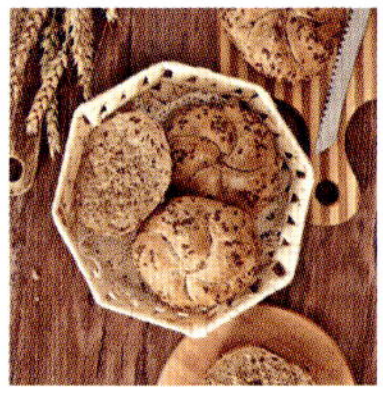

Dinkel-Leinsamen-Brötchen
Seite 68

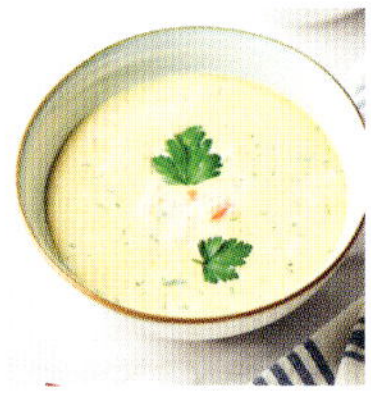

Knoblauch-Kokos-Suppe mit Hähnchen
Seite 71

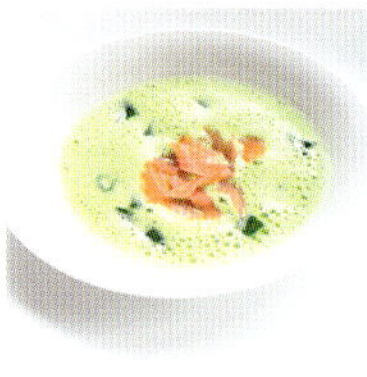

Spinatcremesuppe mit Lachs
Seite 72

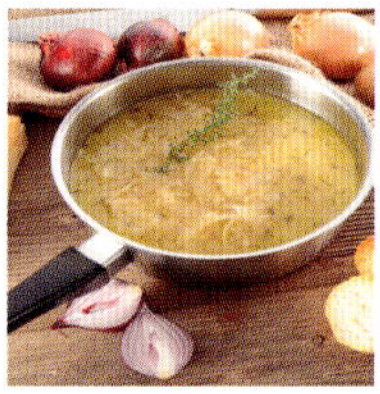

Zwiebelsuppe
Seite 74

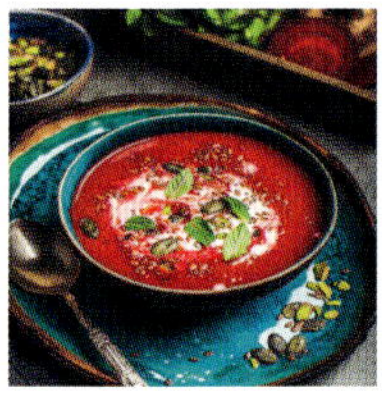

Rote Bete-Suppe
Seite 77

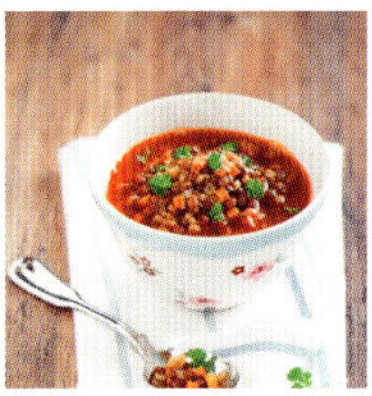

Linsen-Graupen-Eintopf
Seite 79

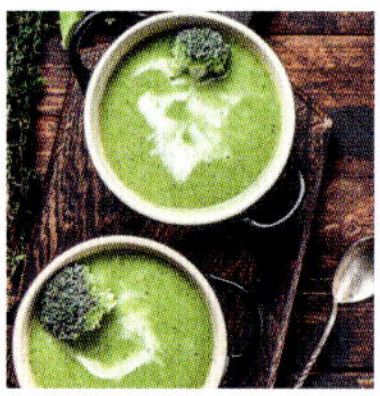

Brokkolicremesuppe
Seite 80

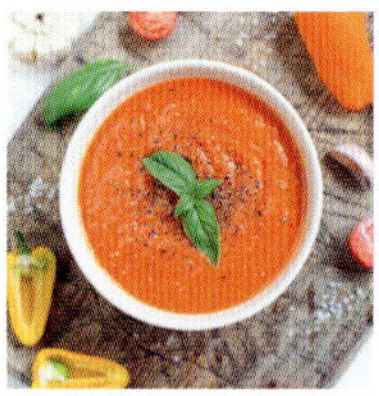

Paprikasuppe mit Chili
Seite 83

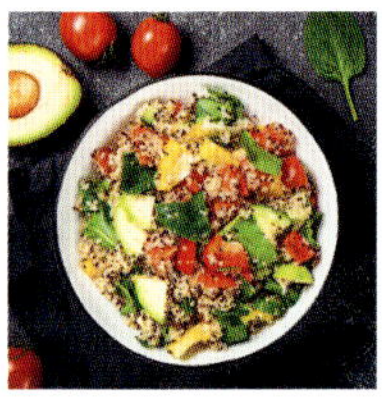

Quinoasalat mit Avocado
Seite 85

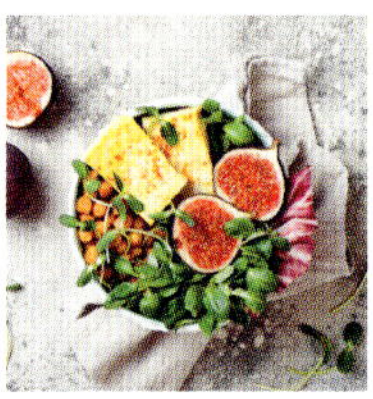

Feldsalat-Tofu-Bowl
Seite 86

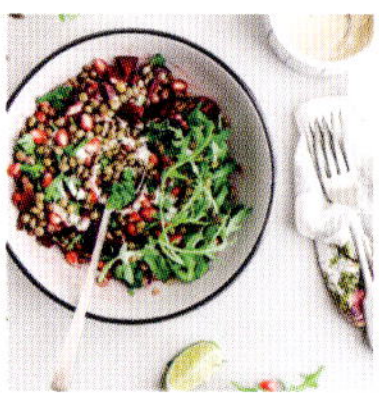

Linsensalat mit Rucola
Seite 88

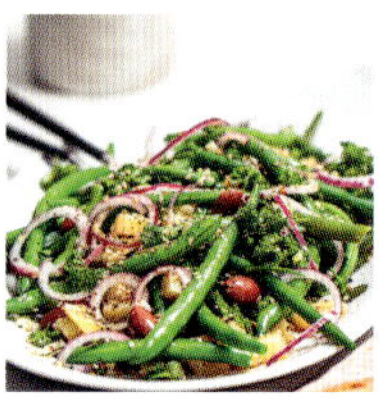

Bunter Bohnensalat
Seite 90

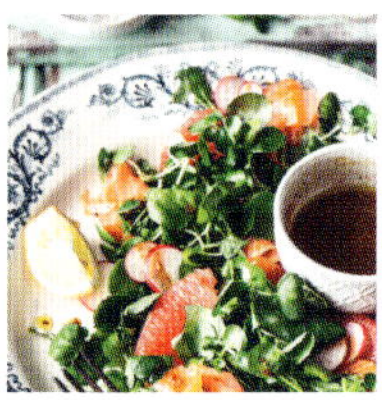

Feldsalat mit Lachs und Grapefruit
Seite 92

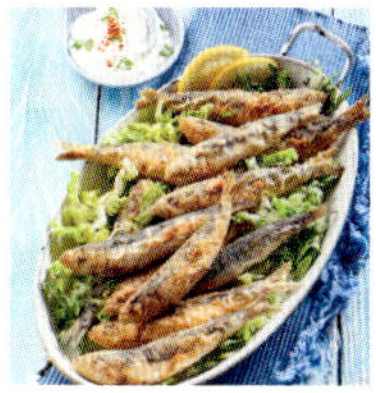
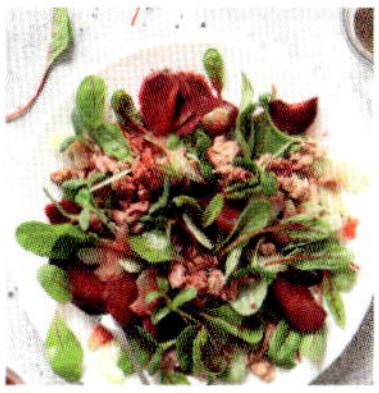
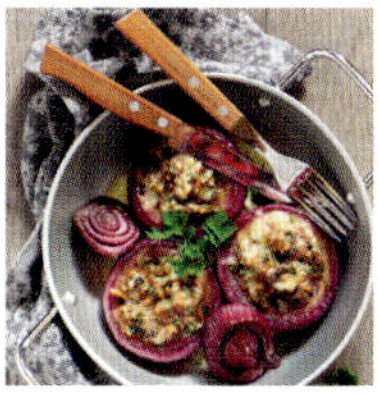
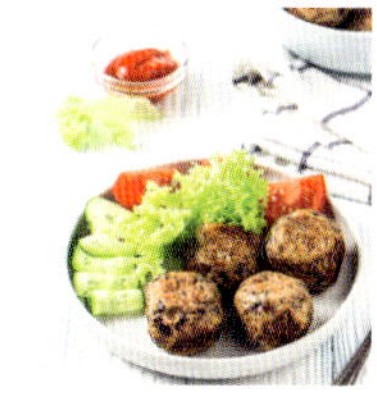

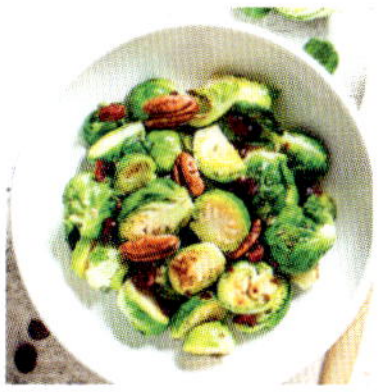
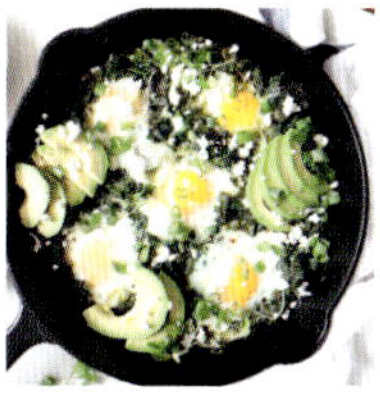
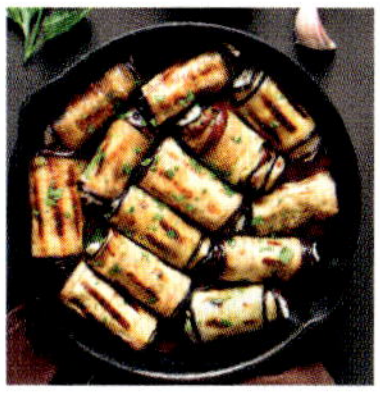
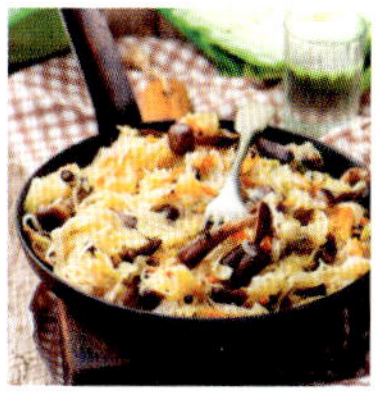

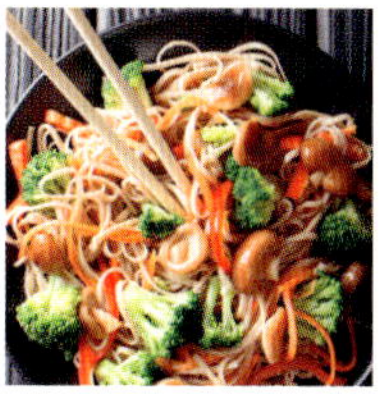
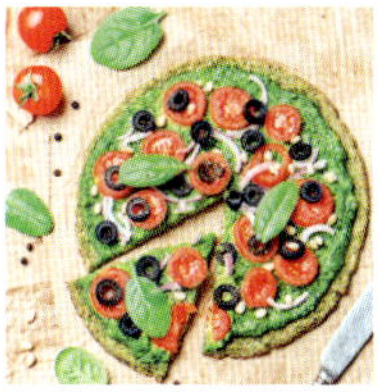
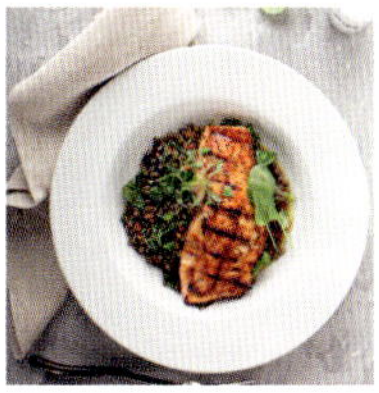
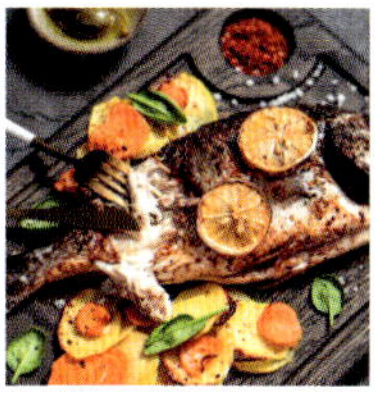

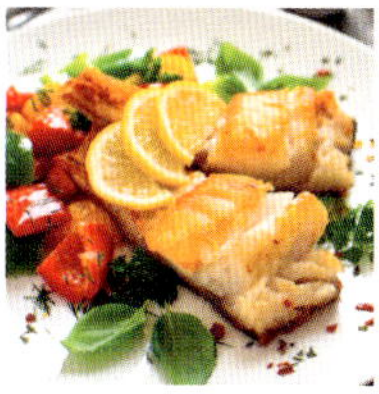
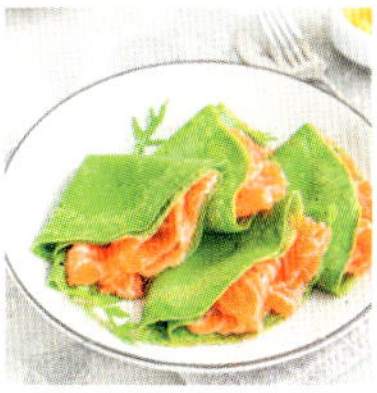
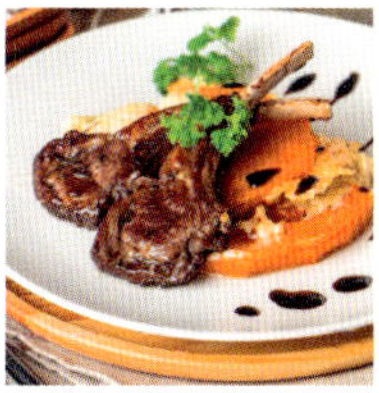
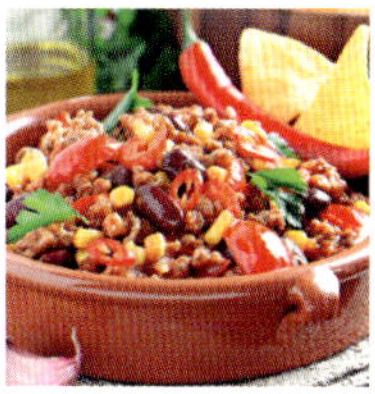

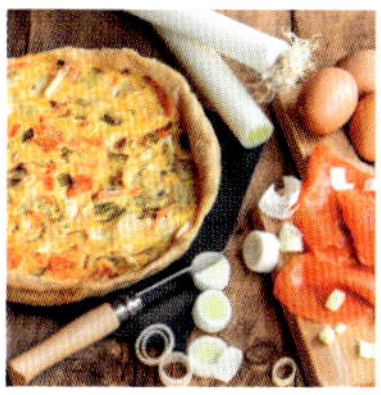
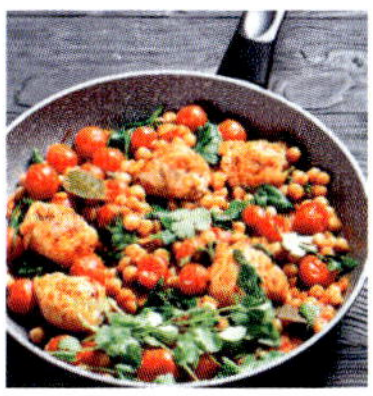
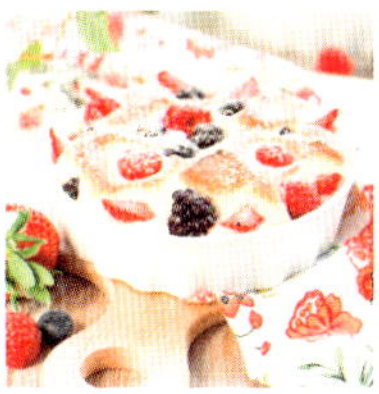
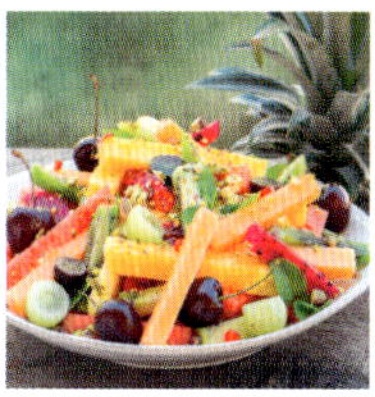

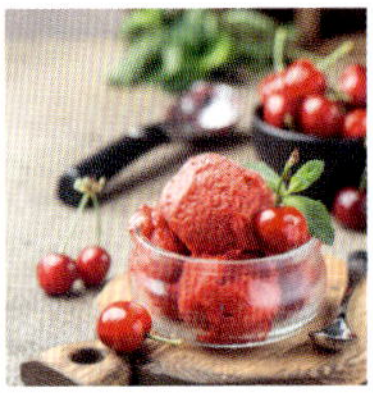

Kirschsorbet
Seite 134

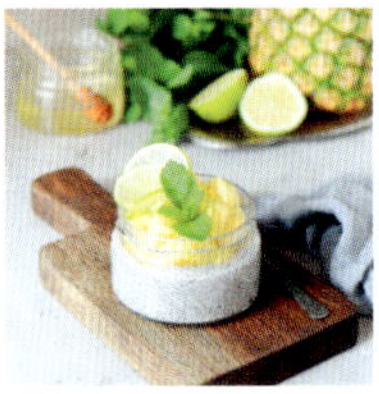

Chiapudding
mit Ananas
Seite 136

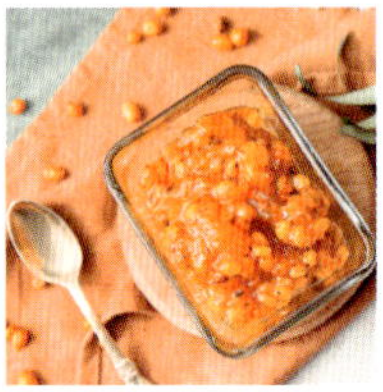

Sanddornkompott
auf Haselnusscreme
Seite 137

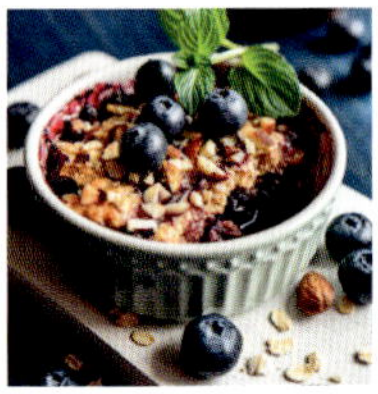

Heidelbeer-
Crumble
Seite 139

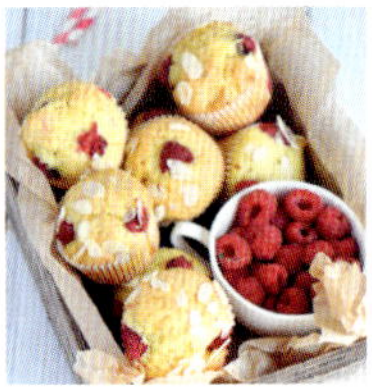

Himbeer-Muffins
Seite 140

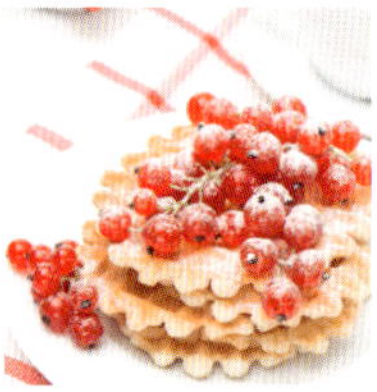

Dinkelwaffeln mit
Johannisbeeren
Seite 143

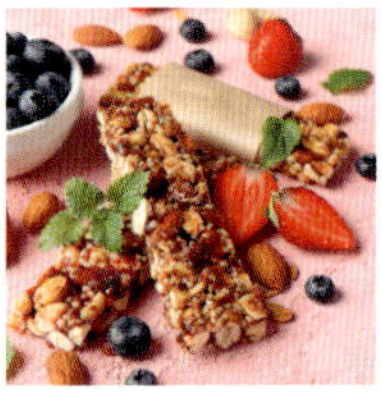

Fruchtige
Müsliriegel
Seite 145

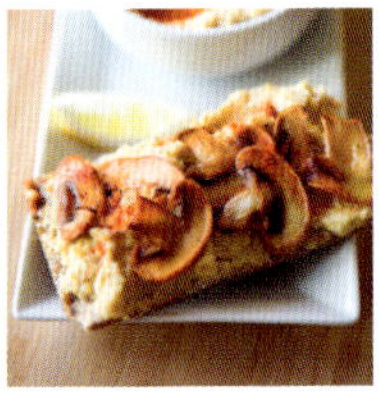

Knäckebrot mit
Hummus und
Champignons
Seite 146

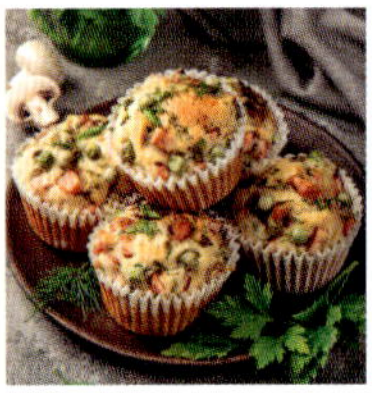

Herzhafte Muffins
mit Erbsen
und Pilzen
Seite 148

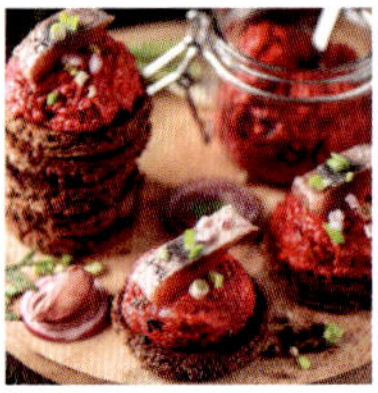

Rote Bete-Creme
mit Hering auf
Pumpernickel
Seite 151

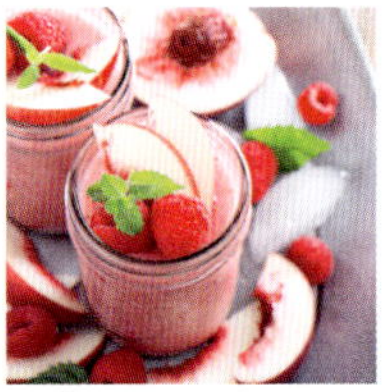

Pfirsich-Himbeer-
Smoothie
Seite 152

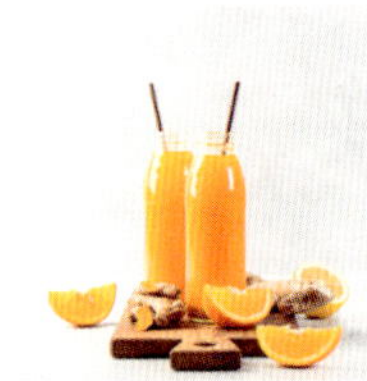

Ingwer-Shots
Seite 153

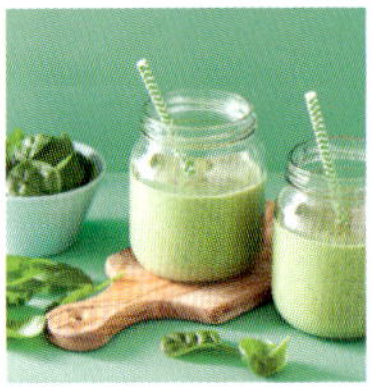

Spinat-Smoothie
Seite 154

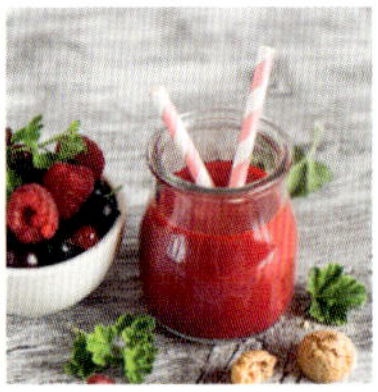

Beeren-Smoothie
Seite 155

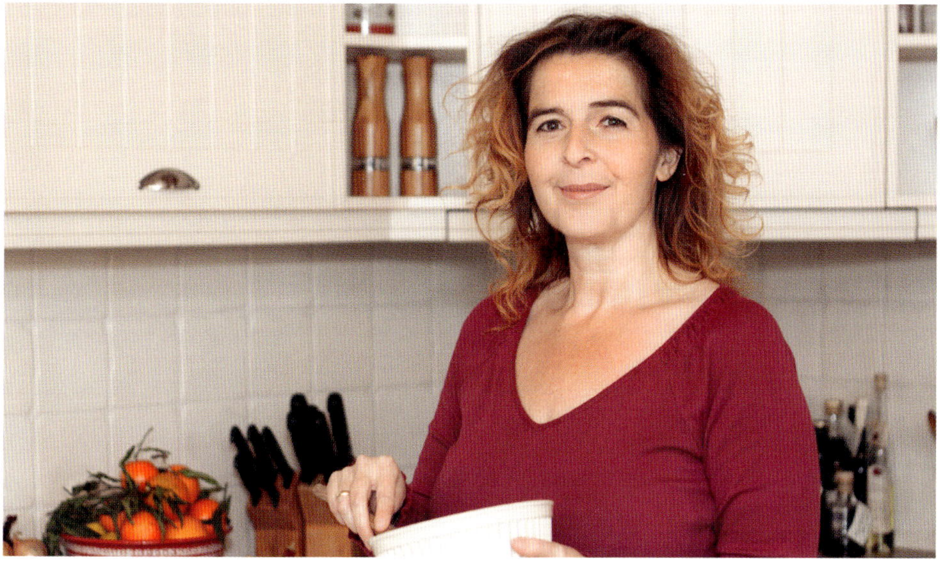

Simone Fischer

Simone Fischer M. A. hat Anglistik, Philosophie und Medienwissenschaft studiert und ist zertifizierte Ernährungsberaterin. Sie ist seit über 20 Jahren in der Verlagsbranche tätig und hat in dieser Zeit als Herausgeberin, Lektorin, Übersetzerin und Texterin zahllose Bücher veröffentlicht.

Da sich ihr Schwerpunkt aus privaten und beruflichen Gründen in den letzten Jahren zunehmend auf das Thema gesunde und heilsame Ernährung verlagert hat, konzentriert sich die Ernährungsberaterin aktuell vor allem auf Fragen dazu, wie man mit der richtigen Ernährung Krankheiten und Gesundheitsprobleme lindern, Übergewicht reduzieren und das allgemeine Wohlbefinden steigern kann.

Ihrer Autorenfeder entstammen zu den Themenbereichen *gesunde Ernährung, Abnehmen, Vitamine & Mineralstoffe* sowie *Gesundheitsprobleme natürlich und mithilfe von Ernährung lindern* bereits über 15 Bücher.

Impressum

Rechtlicher Hinweis:
Soweit in diesem Buch medizinische Empfehlungen und Dosierungen genannt werden, haben die Autoren größtmögliche Sorgfalt walten lassen. Die Informationen aus diesem Buch können dennoch keinesfalls eine ärztliche Behandlung ersetzen. Über die individuelle Therapie und den gegebenenfalls nötigen Medikamenteneinsatz kann nur in Abstimmung mit dem behandelnden Arzt entschieden werden.

Redaktion:	Schmieder-Media GmbH, Lünen
Gestaltung und Satz:	creative vision, Lünen
Fotografie:	shutterstock.com
Coverfoto:	shutterstock.com
Autorenfoto:	[1]alles Werbeagentur
Umschlaggestaltung:	Maria Seidel, atelier-seidel.de
	creative vision, Lünen
Druck und Bindung:	Düssel-Druck & Verlag GmbH, Hilden
Printed in the EU	
ISBN:	978-3-8289-2744-5

Einkaufen im Internet: *www.orbisana.de*